# Color Universal Design

カラーユニバーサルデザイン

ハート出版

# Introduction

カラーユニバーサルデザイン機構・副理事長
## 伊賀公一

「熱っ！　やけどしちゃった！」
「痛っ！　どうしてこんな所に刃物が出てるんだ！」

あなたのデザインが原因で、
人がケガをした。
交通渋滞が起きている。
クライアントが損をした。
株主が大損をした。
工場が大規模被害を出した。
教科書が読めない生徒がいる。

そんなことが日常茶飯事で起きているかもしれません。
実際には多くの問題が起こっているはずなのです。
すでに多くの企業や官公庁ではこの事に気づき、
問題が拡大しないように様々な対処を始めています。
大手の広告代理店・印刷会社・上場企業しかり。
しかし、一般の人はまだこの問題に気づいていません。

日本国内320万人もの人が、あなたと違う世界を見ています。その人数は男性の20人に1人の割合です。このうちの1人はあなたの子供かもしれないし、孫かもしれない。多くのバリアフリーと同様、それは他人事では無いのです。

こんなものがあったらどうでしょうか？

・侵入禁止路へ誘導する案内板
・急いでいるときに間違える鉄道地図
・男性を引き込む女子トイレのマーク
・見分けの付かない緊急停止ボタン
・触るとやけどをする黒い部品
・意味を成さない説明図

こういったものは百害あって一利無し、無い方が事故などのトラブルを少なくします。

誰も故意に使えないものを作ろうとしているわけではありません。デザイナーさんたちは、みな人によかれと思ってデザインしているのです。天性に恵まれ美術学校や美術大学等で学び、センスの良いデザインで多くの人に優しく、生活に役立つものを作りたいと考えているのです。

ところが実際には日本人の男性で5％、ヨーロッパでは8〜10％もの男性があなたと違う色の感じ方をしています。そして、そのことをデザイナーや設計者の方々の多くはご存じではないのです。さらに色の見え方が違っている人たちのことについて聞くと、こんなことを言います。

・色覚異常の人は白黒の世界に生きている
・色盲の人は大変少ない
・色弱の人の見え方は想像も出来ない
・色覚のバリアフリーは不可能だ
・色弱の人のためのデザインは色を無くすことだ
・対策には多大なコストがかかる
・眼科で治療できる

これらはみな間違った考えです。このような誤解が長年にわたって日本を支配し、適切な色彩コミュニケーション社会を作ることを阻害し、「色覚バリア社会」を作ってしまいました。それらは国内のみならず、世界に様々な形で輸出され、今では地球上にいる約2億人の人たちの市場を喪失させているとさえ言えるでしょう。

ちょっと考えてみてください。
オモチャを買うと箱に「対象年齢○○才以上」と書かれています。電気製品のマニュアルを開くと、たくさんの注意書きが並んでいます。ところが、いろいろな製品の箱のどこにも「色弱の人には使えません」とは書いてありませんし、マニュアルのどこにも「色弱の人は注意してください」といった注意書きはありません。例えばデジカメ・携帯電話・大型テレビ・家電品などを買ったら、全ての人が問題なく使えるのでしょうか？

これらの製品はいずれも、日本から世界に向けて、年間数百万台以上も出荷されています。もしこれらの製品の大事な機能が色弱の人に使えない物だったらどうするのでしょう。利用者の男性の5%が色弱者だとしたら、その人たちはどうしているのでしょう。実際には使えないのに我慢しているのかもしれません。メーカーの相談室には「買ったが使えないのはどういうわけか」といったクレームが来ています。反対に、箱に「色弱の人にも使えます」と書いてあれば私などは迷わずそちらを選ぶでしょう。それは私だけではないはず。世界中の色弱者は、あなたのデザインを大歓迎する準備をして待っているのです。

　しかし、そう言われてもあなたは「学校で教えてもらわなかった」と言うかもしれません。たしかにそうなのです。

　この色の配慮の方法や考え方を「カラーユニバーサルデザイン」あるいは「色覚バリアフリー」と言いますが、この言葉はそんなに昔からあったわけではありません。文科省や眼科医、そして市民団体が「見分けにくい色」について説明していましたが、産業界や官公庁が積極的にバリアの改善に乗り出すには時間がかかりました。

　人の感覚の問題は、他の身体的に配慮すべき問題と比較して理解が難しいのです。しかも、「文字を大きく」「読みやすい文字で」といった配慮に比べ、カラーユニバーサルデザインの配慮の方法は様々です。どれをどのように採用するかによって、美しくも醜くもなります。

　カラーユニバーサルデザインの実践のためには、まず、「問題が何であるかを視覚的に理解する」次に「なぜそのようなことが起こるのかを学ぶ」そして「どのような方法で」「どのように改善すれば良いかを知る」ことが必要です。

　NPO法人カラーユニバーサルデザイン機構（CUDO）ではこういったことをお話しするために、メンバーの伊藤啓（東京大学准教授）・岡部正隆（東京慈恵医大学教授）両名が説明のためにプレゼンテーションを作り、年間150回以上の勉強会やセミナーを開いてきました。本書ではそのプレゼンテーションを元に、累積1000件ものコンサルティング実績から得られた様々な資料を配置し、自らも色弱者で1級カラーコーディネータでもある伊賀公一が説明を加えたものです。セミナーをお受けになった方々からの、フルカラーの配付資料が欲しいという声に応えられるよう構成しました。

　かつてこの国では、数十年にわたり「色覚」を検査し、少数派の色覚型を「異常」として、極端に言うならば、公開処刑のように子供に心的外傷（トラウマ）を与えてしまいました。検査表を見ると「身の毛がよだつ」という人たちは実に多く存在します。自ら「その色づかいは見分けにくい！」と言い出せる人はどのくらいいるでしょうか。しかし誰かが言わなければいつまで経ってもバリア（壁）があることを、多くの人が知ることが出来ません。

　人が何をどう感じるかを説明するというのは、とても難しいことだと思いますが、本書ではまさにそこを説明してあります。色の見え方、感じ方を理解することは、これまで特に難しかったため、色覚のバリアフリーは他のバリアフリーと比べると近年出てきた概念です。

　この本は、これまで伝えられなかったことを発信しています。提案書として活用していただければ幸いです。人が人に何かを話したり説明したりすることが出来ることは、とても大事です。問題の存在を知り、その原因や対策が分かれば、後は誰がどのように実行するかということだけです。

　色弱の子供を持つあなた、パートナーが色弱のあなた、色弱の本人であるあなた、デザイナー、開発担当者、教育関係者、その他すべての人に読んでいただきたいと思います。

# Contents

Introduction ..................................................... 2

## 第1章　あなたの情報は伝わっていますか？ ..................................................... 9

- 1-01. 色盲検査（色覚検査） ..................................................... 11
- 1-02. 東大の赤門はこのように見える ..................................................... 13
- 1-03. 抹茶の色は緑色ではなく「真っ茶色」 ..................................................... 15
- 1-04. 休日が読みにくいカレンダー ..................................................... 17
- 1-05. 草木に溶け込み見えなくなる花 ..................................................... 19
- 1-06. 変化が分かりにくい肉の焼け具合 ..................................................... 21
- 1-07. 電源のONとOFFが同じ色に見える ..................................................... 23
- 1-08. 信号の青と赤黄は見分けられる ..................................................... 25
- 1-09. 禁止なのか許可なのか区別できない ..................................................... 27
- 1-10. 危険な、道路標識と樹木の組み合わせ ..................................................... 29
- 1-11. 茶色とモスグリーンは見分けが困難 ..................................................... 31
- 1-12. 赤い服と黒い服は同類、濃紺の服と黒い服は同類 ..................................................... 33
- 1-13. 真っ赤な口紅の色はこげ茶色、黒に見えることがある ..................................................... 35
- 1-14. 西武線はくすんだオレンジに見える ..................................................... 37
- 1-15. 靴下の左右の色を間違えて履いていることがある ..................................................... 39
- 1-16. かわいいピンクとかわいい水色は同じ色 ..................................................... 41
- 1-17. 色名のコミュニケーションでは困難なことも ..................................................... 43
- 1-18. 乗り換えは1回にしたいんです ..................................................... 45
- 1-19. WEBはより多くの人に見てほしい、使ってほしい ..................................................... 47
- 1-20. 鮮やかな色でも、材質によっては似て見えます ..................................................... 49
- 1-21. テレビのスポーツ中継の勝敗は音声で判断しています ..................................................... 51
- 1-22. 色ではなく、国境線や濃淡で判断しています ..................................................... 53
- 1-23. 何度もパネルを見直したりしています ..................................................... 55
- 1-24. どれがどれだか全く情報が伝わりません ..................................................... 57
- 1-25. 色だけでは分からず何度も乗り間違えています ..................................................... 59
- 1-26. カラフルなプレゼンの情報量はゼロ ..................................................... 61
- 1-27. 強調したいところを赤で表示しても分からない ..................................................... 63
- 1-28. 混雑も渋滞も同じ色、一瞬だからなおさら見えない ..................................................... 65
- 1-29. 大事なところがほとんど見えていません ..................................................... 67
- 1-30. 色の名前で物を指定すると伝わらないことがあります ..................................................... 69
- 1-31. 機能が多くても、私たちには使えません ..................................................... 71

## 第 2 章　どうしてそんな事が起こるのですか？　　　　　　　　　　3
2-01．　色とは何か　　　　　　　　　　　　　　　　　　　　　　75
2-02．　色を認識する仕組み　　　　　　　　　　　　　　　　　　77
2-03．　色覚の進化　　　　　　　　　　　　　　　　　　　　　　79
2-04．　いわゆる色盲・色弱とは何か　　　　　　　　　　　　　　81
2-05．　代表的な色覚：C型 P型 D型　　　　　　　　　　　　　　83
2-06．　色覚の多様性　　　　　　　　　　　　　　　　　　　　　85
2-07．　先天性色覚タイプの特徴　　　　　　　　　　　　　　　　87
2-08．　眼の病気による後天的色覚異常とは　　　　　　　　　　　89
2-09．　色覚型がC型の人は「緑」の色合いに無頓着　　　　　　　91
2-10．　色の仲間わけ：暖色系と寒色系　　　　　　　　　　　　　93
2-11．　色の違いが分かっても色名は分からない　　　　　　　　　95
2-12．　その赤がP型にとっては赤外線　　　　　　　　　　　　　97
2-13．　人間は頭を使って色名を認識する　　　　　　　　　　　　99
2-14．　明度、彩度、質感を利用して推理する　　　　　　　　　101
2-15．　税抜き価格はどれですか？　　　　　　　　　　　　　　103

**第3章　何か良い方法がありますか？** ..................105
　3-01．地下鉄のサインは誰にでも分かりやすく ..................106
　3-02．一瞬で道が分かるカーナビゲーション ..................108
　3-03．パソコン上の地図も見やすく ..................110
　3-04．国境が分かりやすい地球儀 ..................112
　3-05．様々な配慮がされた草加市立病院 ..................114
　3-06．博物館など公共施設の展示物を分かりやすく ..................116
　3-07．自治体で色づかいガイドラインが発行されています ..................118
　3-08．教育機関での配慮が広がっています ..................120
　3-09．鉄道会社も様々な配慮に取り組んでいます ..................121
　3-10．塗る道具も進化しています ..................122
　3-11．レーザーポインターは赤とは限りません ..................124
　3-12．学級のみんなが見やすいチョーク ..................126
　3-13．施設案内サイン ..................128
　3-14．表計算ソフトのグラフ ..................130
　3-15．禁止表示の盲点 ..................131
　3-16．色の名前が書いてある服 ..................132
　3-17．リモコンの改善 ..................134
　3-18．みんなが見やすいホームページ ..................135
　3-19．大きなうねりが日本から始まっています ..................136

## 第4章　CUDって、どうやってやるの？　　　137
4-01. CUDとは　　　138
4-02. CUDにおける配慮とは何か　　　139
4-03. 各分野ごとのCUDを実践するには　　　140
4-04. プロダクト大量生産のフロー　　　142
4-05. 印刷物制作のフロー：教科書作成　　　143
4-06. WEBサイト制作のフロー　　　144
4-07. ソフトによる問題点の見つけ方　　　146
4-08. ハードによる問題点の見つけ方　　　148
4-09. CUDチェック眼鏡で問題を見つける　　　150
4-10. デザインマニュアルによる問題点の見つけ方　　　152
4-11. 改良の仕方①：色相・明度・彩度を変える　　　154
4-12. 改良の仕方②：ハッチング(地模様)を施す　　　156
4-13. 改良の仕方③：線の種類を変える　　　158
4-14. 改良の仕方④：形を変える　　　160
4-15. 改良の仕方⑤：補助情報を入れる　　　162
4-16. WEBサイトにおけるCUD　　　164
4-17. 色弱者にも分かりやすい色を考えてみた　　　166
4-18. CUDチェックリスト　　　168
4-19. CUDOとは　　　170
4-20. CUDリンク　　　171
4-21. CUDOの事業内容　　　172

## Postscript　　　174

## 画像について

　本書では、あるタイプの「色弱」の人がどのような視覚の世界に生きているかを体験し、「色弱」の人に対する情報伝達の問題点などを理解していただくために「色覚シミュレーション」と呼ばれているソフトを用い、変換された画像を使用しています。「シミュレーション」とは「何かを忠実に再現する」ものですが、実際には色覚シミュレーションには限界があり、色弱者の見え方を完全に再現することはできません。加えて印刷の限界や本書をご覧になる環境にも左右されるでしょう。しかしこのツールで色弱者の見分けにくい色づかいを「チェック」することは、ある程度可能です。このようなことから本書では「色覚シミュレーション」または「CUDチェックツール」と呼ぶことにいたしました。また色覚には多様性があり、いわゆる「一般色覚者」とほとんど差がない人たちもいますが、このCUDチェックでは「強度の色弱」と呼ばれている色覚の疑似体験が出来ます。多くの人たちの努力で進学・就職・資格試験などにおける、いわれなき色覚差別は解消されつつあります。近代社会においてますます増える各種の製品・メディア等の色づかいにおいては「色弱」の人たちにも使いやすいデザインが望まれています。本書は、その改善のためのきっかけになり、人にやさしいデザインの提案書になればと作成されました。

## 用語について

　近年の科学の発達の結果として、人類の色覚には多様性があることが分かりました。多様性の頻度から、それらのいずれかを「正常」とし、他を「異常」とすることは適当でないこと、またこれまで「色覚正常」と呼ばれてきた人たちの色覚も一様で無いことが分かってきたことから、これらを血液型と同様、「色覚型」と考え、CUDOでは下記のようにC型、P型、D型、T型、A型といった呼称を提唱しています。これらは医学上で英文の表記となる「Protanope (P-type)」「Dueteranope (D-type)」「Acromatic (A-type)」「Tritanope (T-type)」を和訳したものです。C型色覚を「一般色覚」、それ以外を「色弱者」としています。また現在の「色彩コミュニケーション社会」における「弱者」として「色弱」を再定義しましたが、決して色に弱いという事ではありません。従来呼称の色盲・色弱・色神異常・色覚異常・色覚特性等の言葉や表現を尊重しつつ「色弱者」という表現を使用しています。科学的に正しく、世界に通じて、誤解や差別感が無く、分かりやすい呼称が制定されると良いと考えております。

| CUDOの呼称 | | 従来の呼称 | | 眼科学会の呼称 |
|---|---|---|---|---|
| C型 | 一般色覚者 | 色覚正常 | | 色覚正常 |
| P型（強・弱） | 色弱者 | 第1……色盲・色弱 | 赤緑色盲 | 1型2色覚・3色覚 |
| D型（強・弱） | | 第2……色覚異常 | | 2型2色覚・3色覚 |
| T型 | | 第3……色覚障害 | 黄青色盲 | 3型2色覚 |
| A型 | | 全色盲 | | 1色覚 |

# 第1章
## あなたの情報は伝わっていますか？

# この模様を覚えていますか？

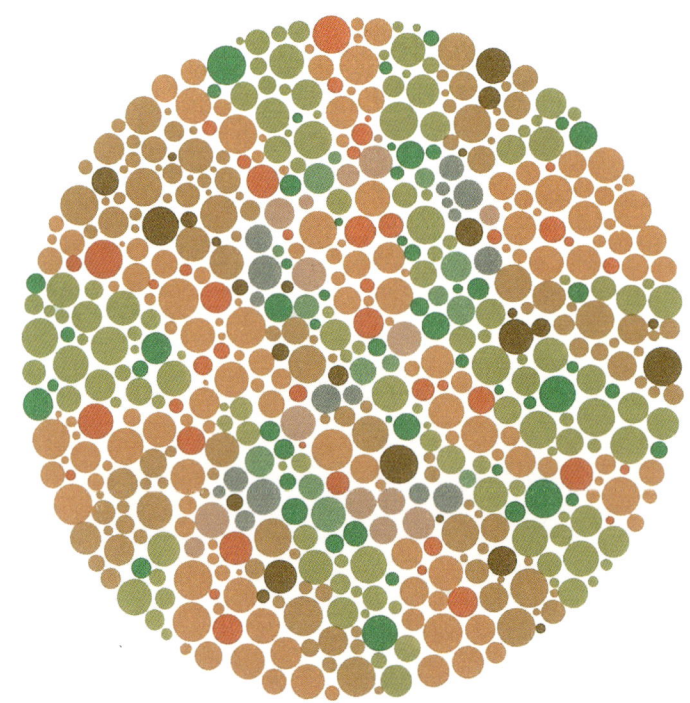

▲石原式仮性同色検査表（はんだや・金原出版）

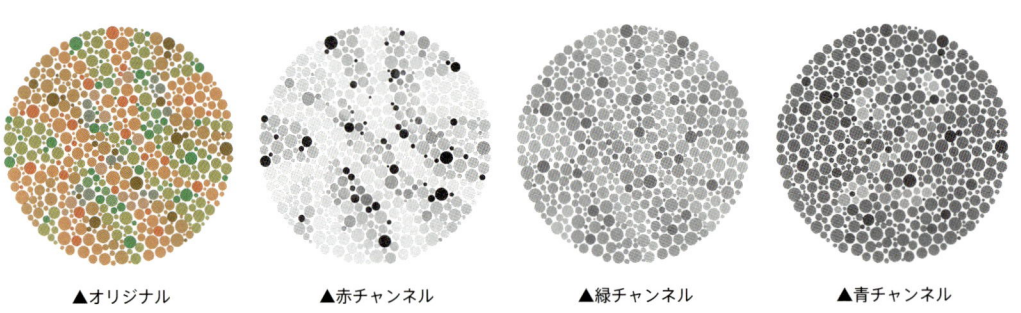

▲オリジナル　　▲赤チャンネル　　▲緑チャンネル　　▲青チャンネル

●比較画像について
この色覚シミュレーション画像は強度の色弱者の感じ方を説明するもので、実際に見えている世界を再現したものではありません。色の見え方には個人差があります。
●呼称について
本書における色覚タイプの呼称はCUDOが提唱する表現に沿っています。【C型】：正常色覚者＝一般色覚者　／【P型】（1型）、D型（2型）：色覚異常者＝色弱者

# 1-01. 色盲検査(色覚検査)

2002年まで小学校では全児童に対して色覚検査をしていました。

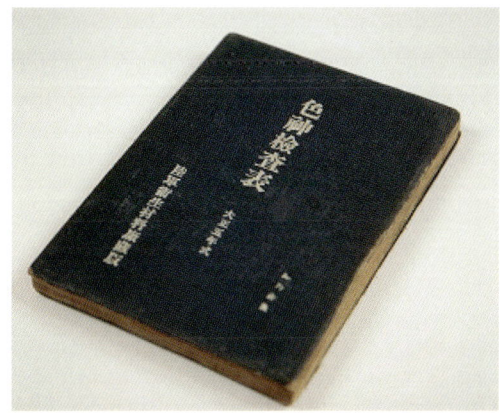

▲大正5年式　色神検査表　陸軍衛生材料廠蔵版　部外非賣（CUDO所蔵）。大正3年陸軍省からの依頼によって徴兵検査用として開発された（「石原忍の生涯」須田經宇著　講談社学術文庫より）。色弱者にしか読めない図が開発され、世界的に高い評価を受けている。

本書では参考のために財団法人一新会から引用許諾を得て図版を掲載しております。実際の検査表は特別な技術によって印刷・管理をしたもので、本書では検査をすることはできません。色覚検査のためには眼科にて石原色覚検査表を正しく使用してください。

「色覚」とは色の見え方、感じ方を表す言葉です。かつて日本では、身体検査の中で全生徒に対して、「色覚検査」をしていました。検査の方法は「仮性同色検査表」という、ページに1つずつ丸い円が描かれ、その中に数字や文字、曲線などが描かれている色覚を調べる検査器具を使いました。「色弱者」と「一般色覚者」には、それぞれ見えない文字があったり、別の数字に読めてしまうというトリックアートのような検査用具でした。

身体検査での「色覚検査」では、生徒を一列にならばせて次々と検査をするという方法や、検査係の教師が絵を指さし、生徒は「23」「6」などと、級友が見ている中で数字を読み上げるといった、かわいそうな方法がとられたこともありました。ヒトの多様な色覚について何の知識もない子供達は、なぜ違う答えをする子がいるのか分かりません。普通の授業では数字が読めているのに、検査の時に急に数字が読めなくなったのではないかと、大騒ぎになります。毎年の身体検査を苦痛に感じていた子供は少なくないことでしょう。

色覚検査に用いられた検査表は「石原式仮性同色検査表」と呼ばれるものです。東京大学医学部眼科の故・石原忍名誉教授によって1916年に作られました。弱度の色弱まで検査できるため、世界的にもよく採用されていました。以前日本では色弱者に対する進学・就職時の差別が多く、この検査によって人生を変えられた人も多かったでしょう（私もその1人でした）。生まれつき持っている「色覚」は、子供の時に家族や友人達との間で交わされる色名についての会話などで変だなと思われて気づくこともありますが、このような検査によって、自分や子供の色覚を知る人もいます。

ところで、左ページの石原表は何と読めるでしょうか？ある「色弱者」には「2」という数字が読めますが、一般色覚の人には数字が読めないという図版で、色弱者の方が見分けるのが得意な領域の色を上手に使った検査表です。

# 真っ赤なはずの東大赤門ですが？

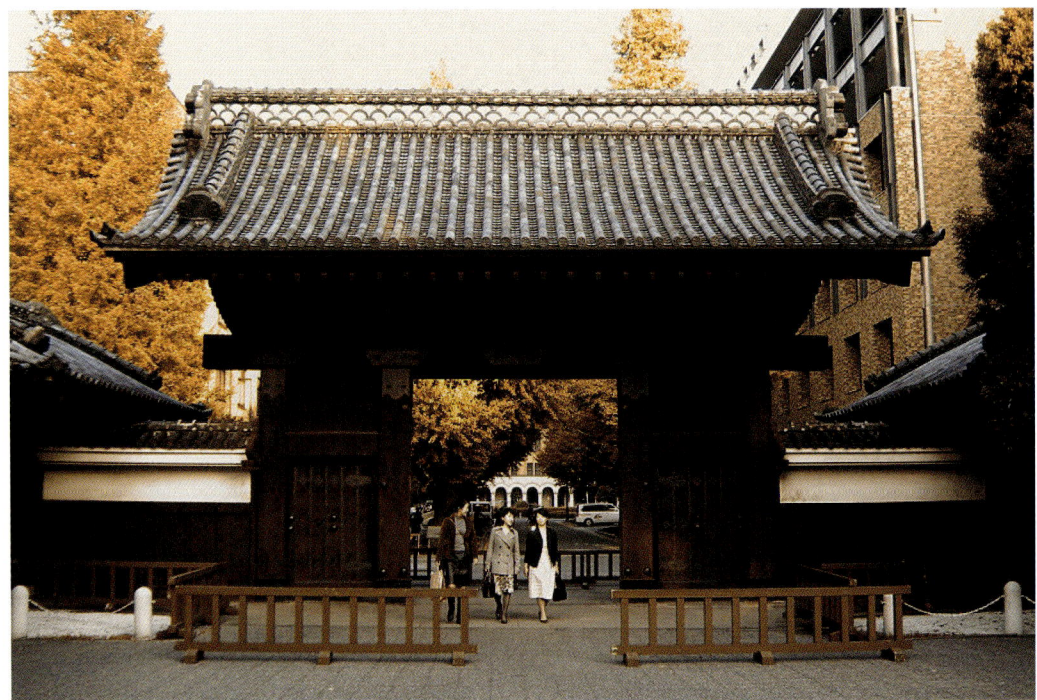

▲シミュレーション：画像変換ソフトによって強度の色弱者の見え方を擬似的に再現した画像。色弱者も「赤門」と言う名前から〈赤いのだな〉と学習していますが、P型色覚の人にとって赤色は種類によって暗く見える様子を表しています。

●比較画像について
この色覚シミュレーション画像は強度の色弱者の感じ方を説明するもので、実際に見えている世界を再現したものではありません。色の見え方には個人差があります。
●呼称について
本書における色覚タイプの呼称はCUDOが提唱する表現に沿っています。【**C型**】：正常色覚者＝一般色覚者／【**P型**（1型）、**D型**（2型）】：色覚異常者＝色弱者

# 1-02. 東大の赤門はこのように見える

　真っ赤なはずの東大赤門ですが、P型の人には"えび茶門"に見えています。曇りの日などは赤が暗く見えるので、赤門の前に来てもどこにあるのか分かりません。

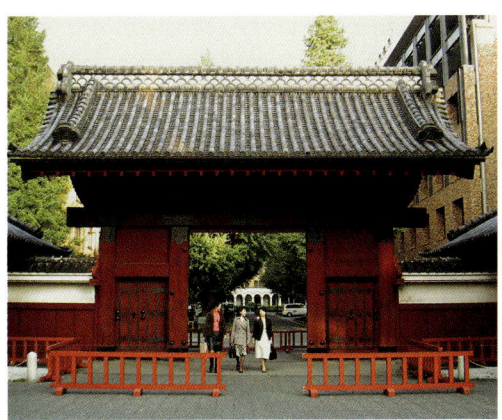

▲オリジナルの東大赤門。元・加賀藩上屋敷の御住居表御門を朱漆塗りにしたもの。朱漆は漆に硫化水銀を混ぜて発色させたといいます。よく目立ち、生命力を表す色と言われています。

　P型の人は、ある種の赤が暗く、こげ茶色や黒に見えることも多いのです。色弱者は色に関する記憶を蓄積し、微妙な色はその記憶のデータベースから判断して色名を答えたりします。

　C型の人は色に関するコミュニケーションをするとき、赤と言えばみんな同じ赤に見えるといったように、互いに同じ色が見えていることを前提としています。色弱の人が「赤と緑が見分けにくい」と言うと、必ずと言っていいほど「じゃあ赤は何色に見えるの？」という質問を受けたことでしょう。ところがこの質問に答えるのはとても難しいのです。ためしに「赤色」を「リンゴ」や「日本の国旗」といった名詞を使わずに説明してみてください。色の見え方を他の言葉に置き換えて人に伝えたり説明するのは、なかなか難しいのです。このようなことから色弱者の色の感じ方を理解してもらうことができず、色弱者に分かりやすいデザインの対策を施してもらうことは永くかないませんでした。

　1977年にケンブリッジ大学のモロン教授が発表した理論に基づき、コンピュータ上の変換ソフトを使用して強度の色弱者の色の見わけにくさを疑似表現することができるようになりました。左ページの赤門の写真はこのような変換ソフトによってP型強度の人の色の見え方を表現しています。

　P型強度の人は、赤を強く感じるL錐体が無いあるいは機能しません。またP型弱度の人はL錐体の性質がM錐体に近いために、C型の人には強く目立って感じられる赤色が目立たない色として感じられています（錐体については2-02参照）。赤が一番目立つだろうというのはC型の人だけの共通感覚なのです。

　東大前の「赤門」は朱塗りの門でC型の人には相当目立って見える門で、P型強度の人にはそんなに目立って感じられるものではありませんが、「紅色」や「真っ赤」な色よりはこの「橙に近い赤」は黒との判別は可能です。また、大きな視野に入るものの色はよく見えますから近くで見ると、「なるほどこれが赤門か」と気づきます。もしそこに日光東照宮のような明るい黄色や青に塗られた門があれば、色弱者にもものすごく目立って見えます。

　実際に、初めて「赤門」の前を車で通ったときには、その存在に全く気づきませんでした。

# 抹茶は真っ茶色ですか？

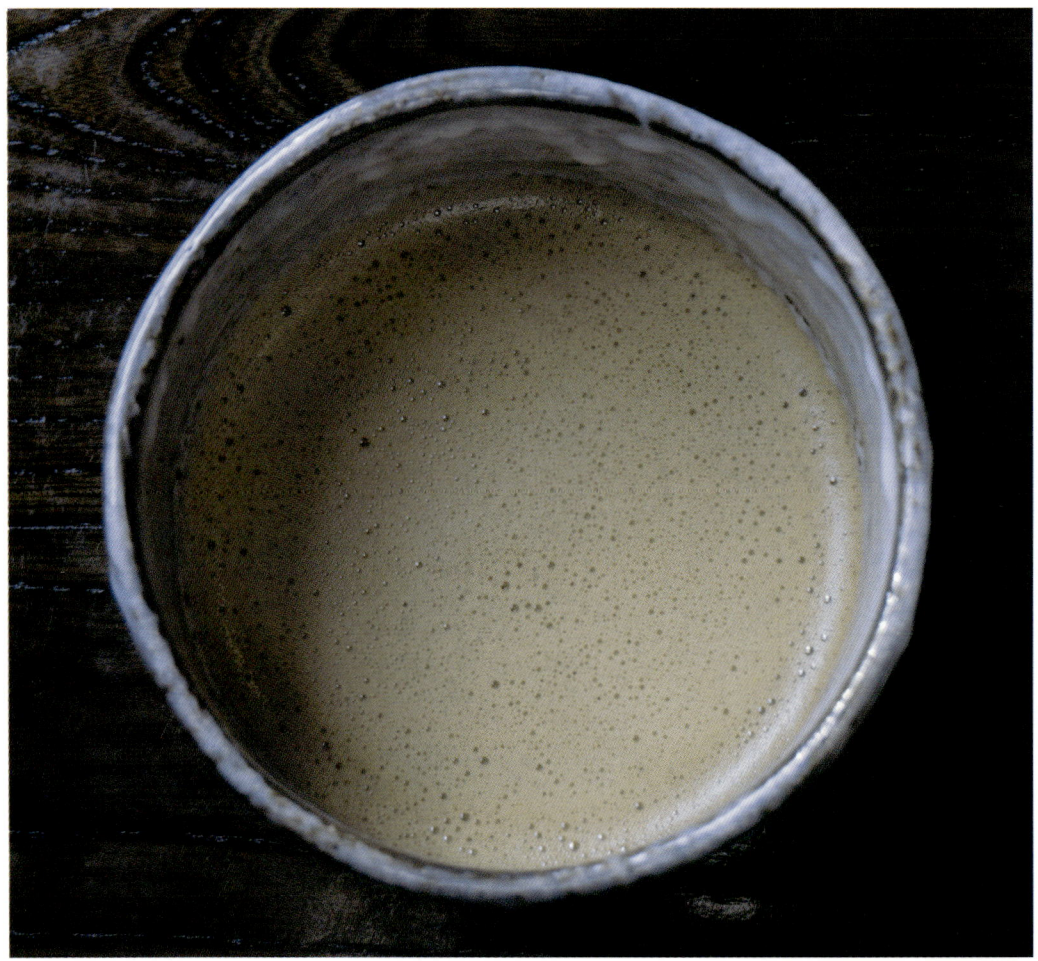

▲シミュレーション：P型の人が見た抹茶。人は記憶や学習から色を想像しているので、真っ茶色なんだなと記憶すると、このように感じているとも言えます。P型の人には左ページと右ページの写真が同じように見えています。

●**比較画像について**
この色覚シミュレーション画像は強度の色弱者の感じ方を説明するもので、実際に見えている世界を再現したものではありません。色の見え方には個人差があります。
●**呼称について**
本書における色覚タイプの呼称はCUDOが提唱する表現に沿っています。【**C型**】：正常色覚者＝一般色覚者／【**P型**（1型）、**D型**（2型）】：色覚異常者＝色弱者

# 1-03. 抹茶の色は緑色ではなく「真っ茶色」

お茶の緑と明るい茶色の区別はつきません。これを混同色と呼びます。P型D型色覚の人は赤→緑の補色線上に混同色があります。紅茶は紅、緑茶は緑なら、抹茶は真っ茶色なんだろうと思っていたりします。色に関する記憶が間違っていると話が合わないことがあります。

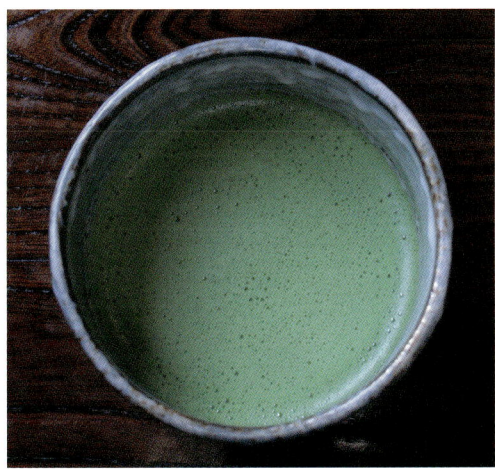

▲オリジナルの抹茶。

「その赤いの取って」
「赤？ え？ これ？ これは緑っていうんだよ」

子供の頃、自分から色の名前を言うと、通じなかったり、相手が不思議そうな顔をすることが良くありました。自分が色弱者だと分かってからも説明するのがとても難しいし、たぶん分かってもらえません。成長すると共にだんだん知恵が付き、自分から先に色の名前を言わないようにしたり、色以外の「形」「文字」「大きさ」「位置関係」などでコミュニケーションをとる方法を身につけていました。「その大きいのとって」「その長い方とって」といった具合です。

今の世の中は、C型の人たちだけの共通の色情報社会になっています。あらゆる情報の伝達手段の中で「色」による分類はとても便利で、間違いが少ないものとされています。言葉や文字、表現は国によって異なりますが、色の感じ方や分類は万人に共通であるという認識のもと、コミュニケーションをとるときには、優先的にまず色名による情報伝達を使うでしょう。

「○○課に行くには左側の『青いエレベータ』をご利用ください」「眼科の検診を受ける人は『水色の受付票』にご記入ください」といった具合です。色を使ったコミュニケーションは老若男女や近視遠視などを問わず、目が見えている人には確実に伝達できる手段と思わされているわけです。色弱者にはこの伝達方法では伝わりませんが、自分からわざわざ「色弱なのでそのような言い方では分かりません」と初対面の相手に伝える人はほとんどいません。色弱者には男性が多いのですが、多くの人は、自分が他人より不得手なものがあることをわざわざアピールすることは無く、できれば黙っていたいと思うでしょう。特に学校の検査で「色覚異常者」という言葉で呼ばれた日本では、そのように行動せざるを得なかったと言えます。

長年生活を共にする相手や会社でのパートナーには、伝えておいた方がトラブルを減らせることもあるでしょう。色の認識を理解してもらえば、助かることも多いのです。

# 日月火水木金金 その日は休みの日だよ

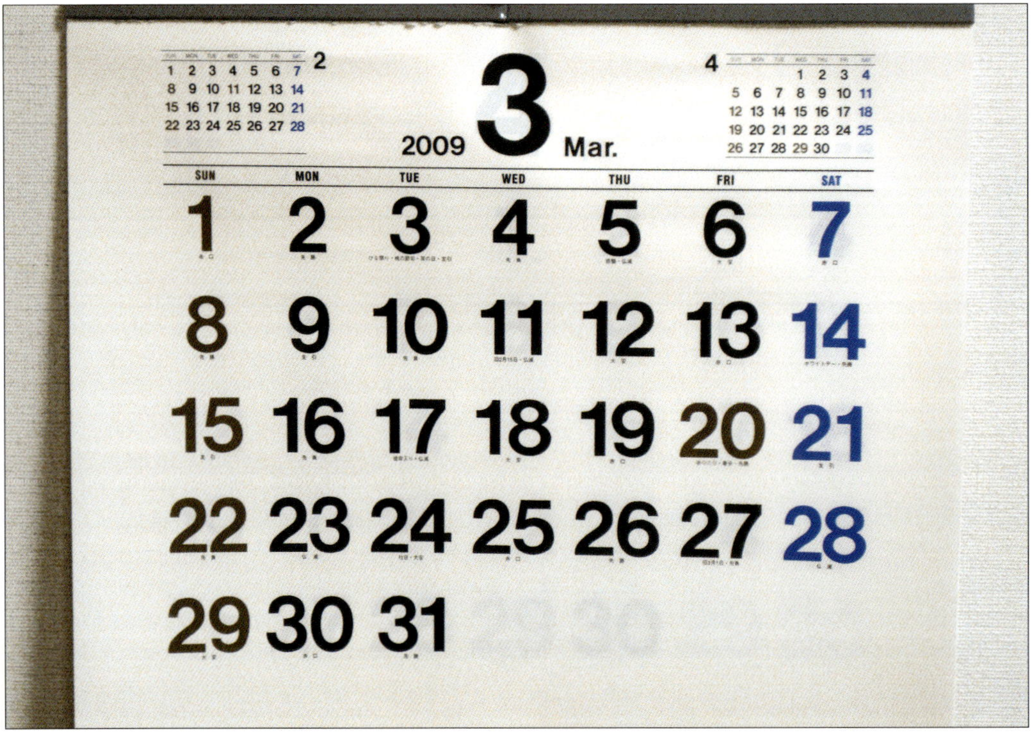

▲シミュレーション：P型の人が見たカレンダー。私にはこのように見えるのですが、休日があるのが分かりますか？　よく見ると少し赤いのが分かるでしょうけれど、離れて見たり、さっと見たのでは分からないでしょう？

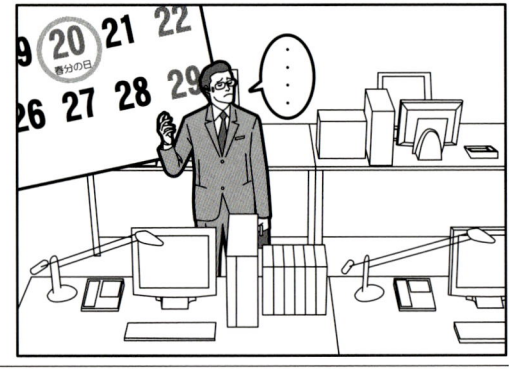

●比較画像について
この色覚シミュレーション画像は強度の色弱者の感じ方を説明するもので、実際に見えている世界を再現したものではありません。色の見え方には個人差があります。
●呼称について
本書における色覚タイプの呼称はCUDOが提唱する表現に沿っています。【C型】：正常色覚者＝一般色覚者／【P型（1型）、D型（2型）】：色覚異常者＝色弱者

# 1-04. 休日が読みにくいカレンダー

多くのカレンダーでは祝祭日が赤くなっていることが多いのですが、P型の人には赤は黒っぽく見えるので、下のカレンダーを見たとき土曜日だけが青く目立ちます。日曜日は位置で分かりますが、祝祭日は記憶にたよらなくてはなりません。

▲オリジナルのカレンダー。休日が「金赤(きんあか)」になったのはいつからでしょうか。日めくり式では休日に国旗が付いたり朱色の丸がついたりしていましたが、デザインをすっきりさせたいという事から祝日名まで省略されたものが多くなりました。

3月のある日。会社に出社すると、まだ誰も来ていない。いつも早く出ている社員もまだのようです。昨日はみんな遅かったから今日は遅出なのかな。しかし、どこからも電話もかかってこないし、なんだか町が静かです。カレンダーを見てみると、20日のところに小さなルビがふってあり、「春分の日」などと書かれている。よく見ると20日は黒ではなく、焦げ茶色のような色が付いています。

ああ、またやってしまった。5月5日はこどもの日だというのは覚えていますが、春分の日のように年によって変化する祝祭日は覚えにくい。P型強度の私には、「金赤」は暗くて黒と見分けがつかないのです。昔の日めくりカレンダーの「赤」はP型にとってもよく目立つ「赤橙」や「オレンジ色」でした。

電車の中吊りや大売り出しのPOPなどを見ても「金赤」で書かれている物がとても多いです。しかし私には「こげ茶色」に見えるので、全く目立って見えません。ところが、その中に「赤橙」を使っている物があると、とてもよく目立つのです。地域の八百屋さんが手作りで書いているPOPには「赤橙」が多くて、すごく華やかな印象があります。ある大手のスーパーは以前からPOPに「赤橙」を使用しているので、とても賑やかに見えます。この「赤橙」の利用はたいへん目立って有意義です。

危険な状態を警告する看板や表示についても同様で、PL法の考え方からしても、「赤」の警告表示が見えにくい人が生命財産に関する警告を見落とす可能性を考えると、「金赤」のかわりに「赤橙」を使用する配慮は、企業や組織を守ることになるとさえ言えるでしょう。

ちなみに、「赤」を「赤橙」にするときは、C型の人になんらかのデメリットが発生するのかどうかについて検証した方が良いでしょう。一言に「赤」といってもその幅は大変広いのです。「赤」の色名や感覚で許容できる範囲の中から、C型にとって認識できる範囲で、P型D型にとって他の色とも混同しない色を選択すると良いわけです。

# 花はどこへ行った？

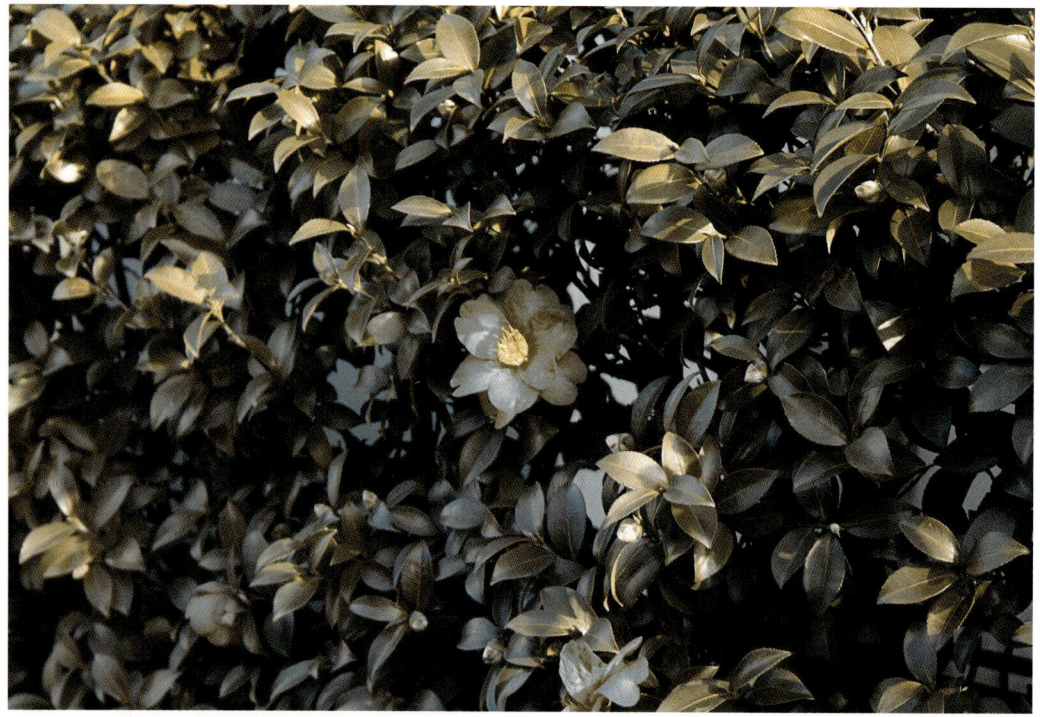

▲シミュレーション：D型の人が見た生け垣に咲く赤い花。赤の中でも濃いピンク色や紅色はP型には暗く感じられます。葉の形と花の形の差や明度の差などが無いと見つけにくいですね。

●比較画像について
この色覚シミュレーション画像は強度の色弱者の感じ方を説明するもので、実際に見えている世界を再現したものではありません。色の見え方には個人差があります。
●呼称について
本書における色覚タイプの呼称はCUDOが提唱する表現に沿っています。【C型】：正常色覚者＝一般色覚者 ／【P型】(1型)、**D型**(2型)】：色覚異常者＝色弱者

# 1-05. 草木に溶け込み見えなくなる花

　印刷などの人工物だけでなく、自然の色も見分けにくいことがあります。赤い花や赤い実は葉っぱの色と見分けにくいのです。私たちは、友人が「ほらそこの赤い花」と言っても、目をキョロキョロさせて探していたりします。

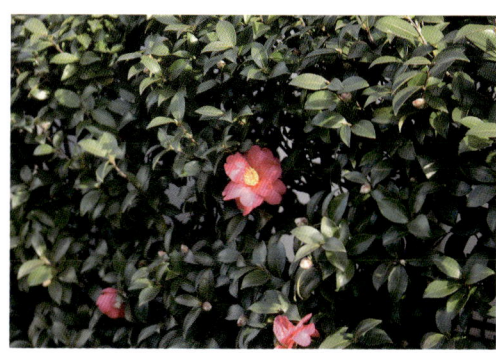

▲オリジナルの生け垣の花。

　爬虫類や鳥類は眼の網膜上に4種の色を感じる錐体を持っていますが、哺乳類に進化したとき2種類に減りました。犬や猫は白黒写真のような世界を見ているのではありません。この状態がP型D型強度の色覚になるわけです。ヒトの先祖が第3の錐体を持ち「赤」と「緑」を強く見分けられるようになったのは樹上生活を始めた約3000万年前だと言われています。哺乳類ではヒトと一部のサルが3種の錐体を持っています。

　樹上の新しい能力はどんなメリットがあったのでしょうか。その能力は当時ヒトの先祖にとって、子孫を多く残すことができるものであったに違いないのです。「緑」と「赤」の見分けが出来て便利なこととはなんでしょうか。

・良いものを見分けることが出来る。
・悪いものを見分けることが出来る

　樹上生活をする上で赤い木の実や食料となるものを見付けられることは生存や繁殖に大変有利です。他の個体より多くの食べ物を手に入れることができたかもしれません。多くの食べ物を手に入れることが出来た個体は、より多くの子孫を残せたのではないでしょうか。

　ヒトの色覚は最初はみんなP型かD型だったと考えられています。まずC型（3色型）のメスが生まれました。やがてオスにもC型が生まれるようになりました。色覚の遺伝は性染色体上にあり、メンデルの法則によって決定されます。C型のオスとメスは何らかの有利な生存条件で増えていったと思われます。

　やがて、樹上から地上におりて、集団的な社会生活を営むようになり、分業と専門化によって各種の能力は専門家が育てることになってくると「赤い木の実」を個人的に見分ける能力はあまり必要とされなくなりました。

　C型の人は赤と緑の見分けが得意で青から緑の見分けは不得意、色弱者は青から緑の見分けが得意で赤から緑の見分けが不得意。じつは、このことがとても大事なのです。

# その肉、まだ焼けてないですよ

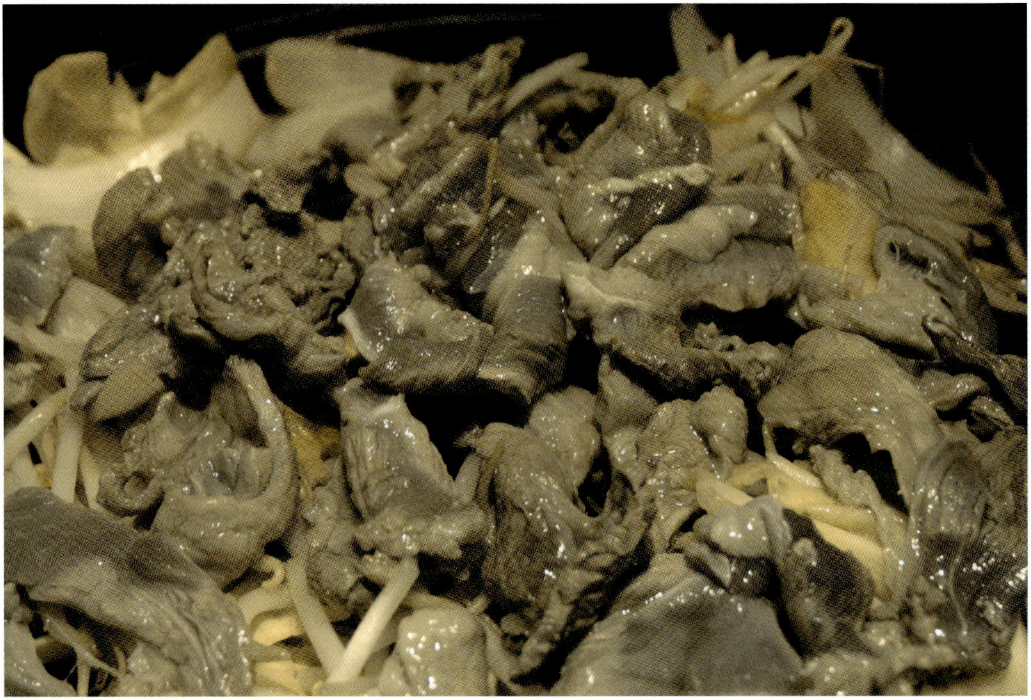

▲シミュレーション：まだ熱が通らず、ピンクの部分が残っているはずなのですが、赤みが目に飛び込んでこないので生なのかどうかの判断がつけづらいのです。肉が焼けてくると白っぽくなってくるので、それで焼けたのだろうと判断しています。

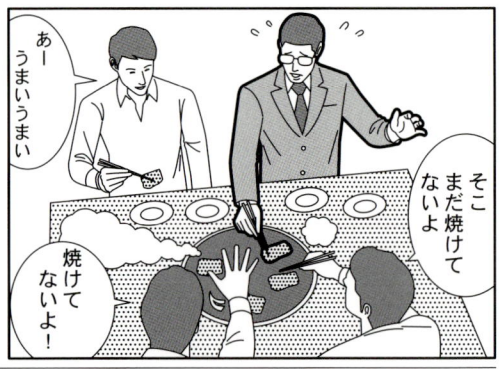

● 比較画像について
この色覚シミュレーション画像は強度の色弱者の感じ方を説明するもので、実際に見えている世界を再現したものではありません。色の見え方には個人差があります。
● 呼称について
本書における色覚タイプの呼称はCUDOが提唱する表現に沿っています。【C型】：正常色覚者＝一般色覚者 ／【P型（1型）、D型（2型）】：色覚異常者＝色弱者

# 1-06. 変化が分かりにくい肉の焼け具合

　焼き肉を一緒につつくとき、生肉を食べようとする人はいないでしょう。ですが色弱者には、肉の変化が分かりにくいのです。表面が白っぽくなってきたので、箸を出すと、「まだ焼けてないよ」と注意されてしまいます。

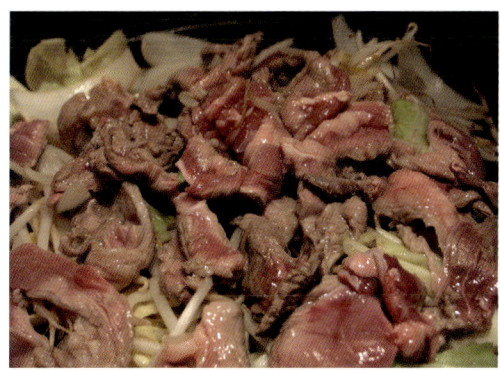

▲オリジナル：焼けてない肉が赤いのは肉の中にミオグロビンという色素があるからです。ヒトが赤と緑を区別できる能力を身につけた時代にはまだ焼き肉はなかったのですが。

　焼き肉は焼けると「赤み」が無くなってゆくものだそうです。肉の赤みはミオグロビンによるもので、酸素と結合すると「赤く」なり、酸素が無くなると「黒く」なる。また、中に含まれている鉄分が酸化してしまうと「褐色」になってしまうということです、
　肉はコンロの上の網で焼かれることによって、種類によって異なる色に変化しますが、多くは明るい褐色系に変化します。生の肉は時に感染症になったり寄生虫がいたりします。食感の好き嫌いもあるため、自分で調理する場合には芯まで火を通すことが一般的なようです。火が通っているかどうかを確認するには、串を刺す、中を見るとか、いろいろな方法があります。C型の人にとっては何といっても「赤み」が残っているところは一目見ただけで分かるので、生かどうかを見分けるためには色で見分けるのが確実な方法とされています。
　ところが、何人かで焼き肉を食べるときには、焼けた肉から取ってゆかないと次の肉が焼けません。若い頃には競って食べていたので、自分の食べる分は自分で確保しないと食べることが出来ません。しかし色弱の私は周りから「あ、それまだ赤いよ！」と注意を受けます。元々P型の人は「赤み」を感じにくい上に焼き肉の色は絵の具のような「赤み」ではないので、沈んで見えます。焼けた「茶色」と区別が付きにくいのです。全体的に白くなってきたなとか、色相以外の情報で焼けたことを確認するとか、焼いている場所の熱の分布と焼いている時間、あるいはさっき途中で誰かがチェックしたときの様子などを考えて、もう焼けただろうと思った頃に肉を皿に移します。今思うと神経衰弱ゲームみたいでした。ですから、焼き肉の席ではおとなしくしているか、めんどうになって「僕はレアが好きなんだよねえ」とか言ってました。一人暮らしでは、なるべく焼き肉や焼き魚は作りませんでしたね。

# 電源は点いていますか？　消えていますか？

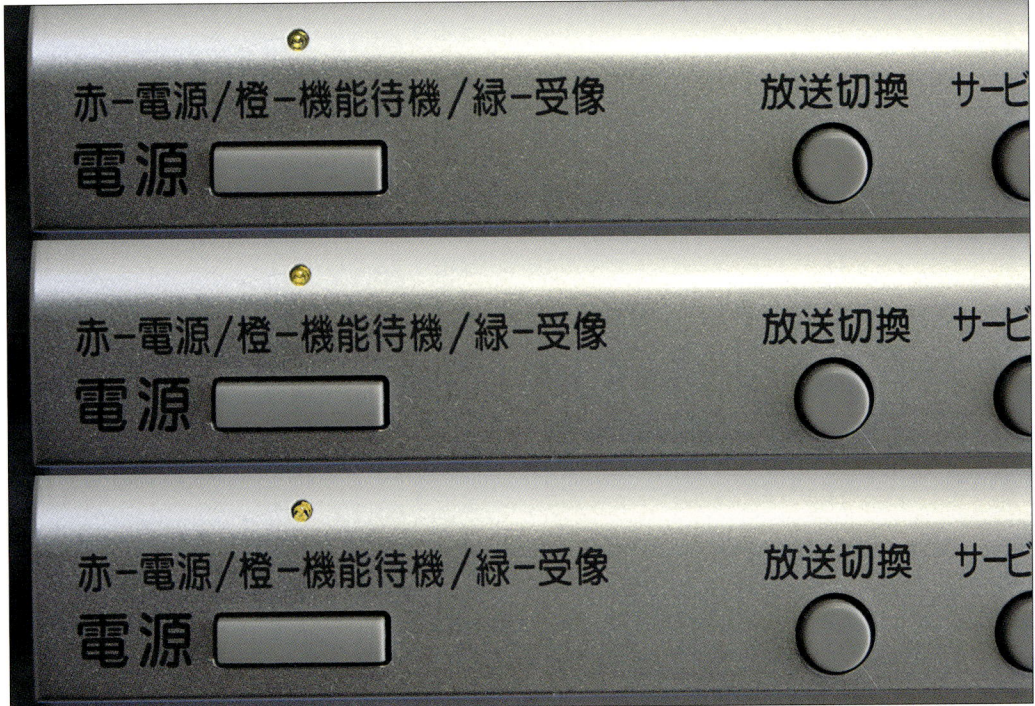

▲シミュレーション：LEDランプ。せっかく、丁寧に3つの状態が書かれていても、ランプの色がどれを表しているのか分からないのです。

●比較画像について
この色覚シミュレーション画像は強度の色弱者の感じ方を説明するもので、実際に見えている世界を再現したものではありません。色の見え方には個人差があります。
●呼称について
本書における色覚タイプの呼称はCUDOが提唱する表現に沿っています。【C型】：正常色覚者＝一般色覚者／【P型（1型）、D型（2型）】：色覚異常者＝色弱者

# 1-07. 電源のONとOFFが同じ色に見える

　家電品などの、電源が入ったときに「赤いランプ」がつくものの中には、波長によってP型の人には非常に暗く見えるものがあります。テレビのように画面が光るものなら電源ランプが見えなくても良いのですが、待ち受け状態（スタンバイ）などの表示は見えないため、電源を切り忘れることがあります。

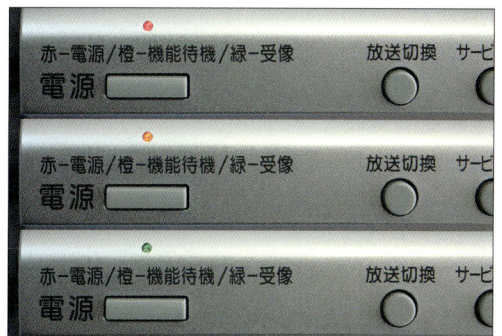

▲オリジナルのLEDランプ。赤いLEDしか無かったなら、ランプを3つ付けますよね。緑のLEDが出来たから1つで表すようにしてしまったのですね。

　カラーLEDによる表示は困った製品の横綱で、電子機器類の状態を表すパイロットランプには困ることがあります。多くはLED（発光ダイオード）を使用しています。以前の携帯電話などでは、充電中は「赤」く、充電完了で「緑」に光るLEDが多くありました。LEDが2カ所に付いているのではなく、1個のLEDが2色に変化する仕組みを持った製品は、他でもよく見かけます。もっと前の製品ならLEDではなく、小さなネオンランプや小型の電球が使われていました。LEDも最初は赤1色だったはずですが、いつの頃からか使える色が増えてしまいました。

　色覚の精密検査にも、小さなランプの色を答えるランタンテストというものがあります。これはC型の人も全部正解することが難しく、色弱者には厳しい試験方法といえます。この試験は色弱者だけでなくC型の人も間違えることがあるため、診断は総合的に、かつ慎重に行う必要があります。

　塗料の色と違って、発光ダイオードの色は波長の幅が狭く、その色によって見分けやすさがはっきりと決まってきます。P型の色弱者はその特徴として「長波長の赤」が非常に暗く感じられるため、強調どころかかえって見えにくいのです。またP型D型共通で「緑」から「赤」までの帯域が見分けにくいことも特徴です。色弱者にとってLEDの「赤」「オレンジ」「黄」「黄緑」「緑」までの色はすべて同じ色相で、明るさの差があるようにしか見えません。加えてP型の人には「長波長の赤」は暗く見えてしまいます。

　銀行や病院などの呼び出しパネルなども非常に見づらい製品があります。鉄道の券売機はお金を入れると黒いボタンに赤い光で「130」「140」といった数字を表示する物がありますが、多くは顔をくっつけるようにして見ないと数字が読めませんでした。ゲーム機やデジカメなども同様で、メーカーによっては充電状態を「緑」と「赤」の変化で表すものがまだ存在し、色弱者には使えないので困るという話を今もよく聞きます。

# 信号の色は何色ですか？

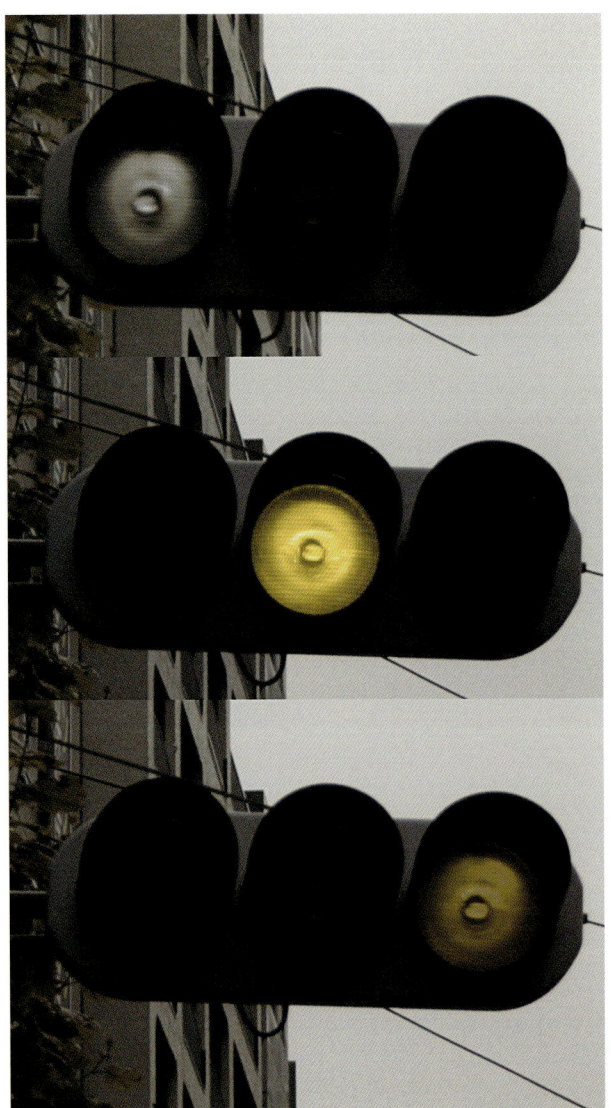

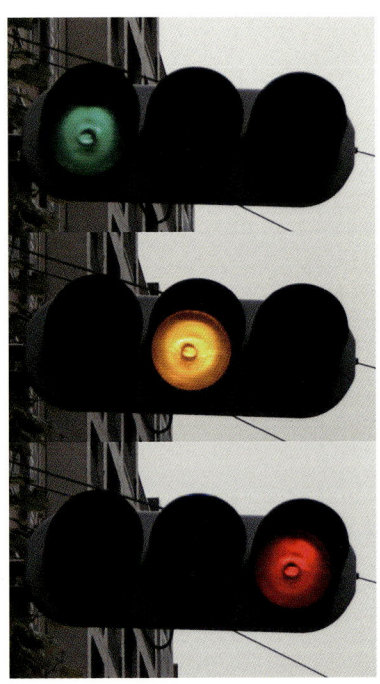

▲オリジナルの交通信号機。「あお」は青緑です。

◀シミュレーション：交通信号機。じつは交通信号機はよく考えられた結果なのです。今の「あお」は青緑ですが1970年以前には「あお」は緑でした。色弱関連の迷信の1つに「色弱者は免許が取れない」という話がありますが、明治以降いちども法律上の欠格事項になったことは無いようです。

●比較画像について
この色覚シミュレーション画像は強度の色弱者の感じ方を説明するもので、実際に見えている世界を再現したものではありません。色の見え方には個人差があります。
●呼称について
本書における色覚タイプの呼称はCUDOが提唱する表現に沿っています。【**C型**】：正常色覚者＝一般色覚者 ／【**P型**（1型）、**D型**（2型）】：色覚異常者＝色弱者

# 1-08. 信号の青と赤黄は見分けられる

　信号やランプのように、光るものの色は印刷物よりさらに見分けが難しく、信号機やテールランプの赤と黄色は見分けが困難です。そこで黄色でも赤でも「赤かもしれない」と思い注意して運転します。以前の2灯式の工事中信号機は、緑色か赤か分からないので、周囲の車に注意される事がありました。

　「色弱の人は信号機の色が見えないのではないか？」「運転免許は取れるの？」と良く聞かれます。「止まれ」の「赤」、「注意」の「黄」、「進め」の「青」がそれぞれ見分けられるのか、「赤信号」を「青信号」と間違えて交差点につっこむことは無いのかということですね。じつは、交通信号機についてはあまり不自由や危険を感じたことはありません。明治時代からこれまで道路交通法で「色弱の人に免許を与えない」ということが書かれたこともありません。

　以前の「青信号」は「ま緑」の電球で「赤」「黄」と見分けにくい色でしたが、現在の「青信号」は色弱者に分かりやすい「青緑」になっています。黄と赤信号は現存の信号機でも少し混同して、P型の人には「赤」のほうが「黄」より少し暗く感じられますので、もっと見分けられる色を検討しています。このように、色弱者にも「青」は別のものとしてよく分かります。「黄」と「赤」は見分けにくくとも、位置関係で分かります。また「黄」も「赤」も「進んで良い」という意味ではない事が分かっているので注意しています。どちらも赤かもしれないと思って運転しているため、かえって事故は起こしにくいでしょう。

　この「信号機の色が分かるの？」という質問のもう1つの意味は、信号機のそれぞれの光だけを見て色名を当てることができるかということかもしれません。じつはこれは色弱者にとってはとても難しいのです。そこにあるものが「これは信号機の色です」と説明がある場合には「青・黄・赤」の3つの色名から答えれば良いのですが、この前提が無ければ、色名を正確に当てることは困難だと思います。何年か前までは工事現場などで使われている信号機の中には、2灯式のものがありました。ランプが「赤」と「緑」に変わるもので、片側通行の自動・手動式の交通整理などに使われていました。色弱者にはこれが全く分からず、どちらがどちらなのか分からない。ずいぶん待ったからもう「緑」なんだろうと思って車を進入させたら、反対側から車が来て、怒られながら車をバックさせられたこともありました。

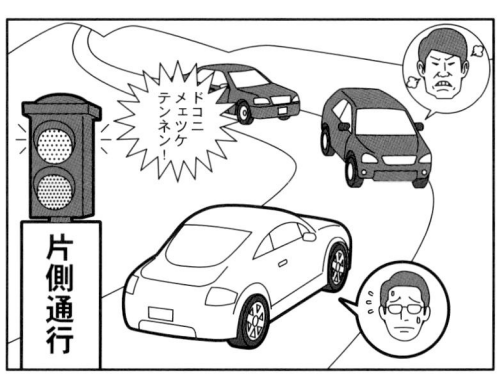

# 改札を進んでいいですか？ ダメですか？

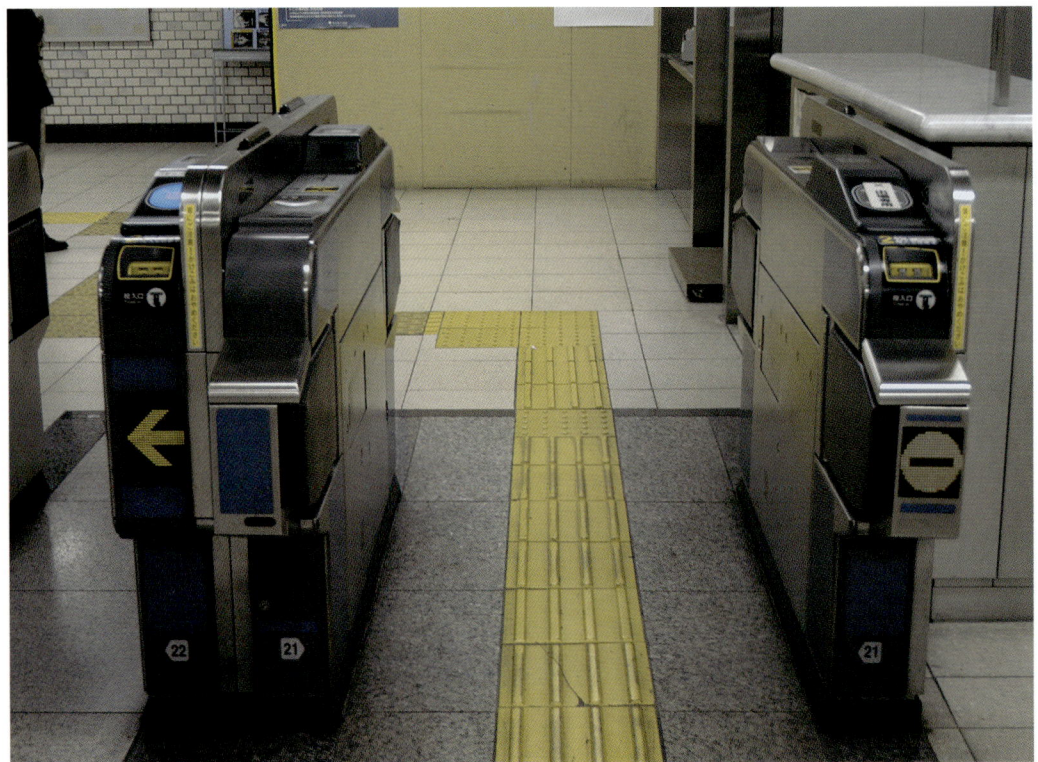

▲シミュレーション：P型の人が見た鉄道の改札。交通信号機では、進んでよい色は「青緑」で、進んでいけないのは「赤橙」。一方通行を表す交通標識は「進入禁止」は「青」です。ここではLEDによって「ま緑」の矢印がつけられています。「青」「青緑」「ま緑」の3色が進めの約束事になっているのです。しかし「ま緑」は「赤」と区別することが困難です。

●比較画像について
この色覚シミュレーション画像は強度の色弱者の感じ方を説明するもので、実際に見えている世界を再現したものではありません。色の見え方には個人差があります。
●呼称について
本書における色覚タイプの呼称はCUDOが提唱する表現に沿っています。【C型】：正常色覚者＝一般色覚者 ／【P型（1型）、D型（2型）】：色覚異常者＝色弱者

# 1-09. 禁止なのか許可なのか区別できない

　携帯電話のLEDと同様に、改札などで使われている赤いLEDは緑のLEDとの区別がつきません。初めてこのデザインを見たとき、禁止の意味なのか許可の意味なのか、じっくり考えて見なければ判断ができませんでした。

　1-08で、交通信号機の色弱者配慮を書きました。信号機は3つのランプが1つずつ点灯し、また消灯するという非常に単純な仕組みでありながら、朝昼夜、逆光や正面反射の場合などの場面を想定し、車の走行速度からくる視認性、夜間の水銀灯との重なり、海外の信号機との調整、白内障対策、そして色弱者への配慮など、様々な場面を考慮し、できるだけ問題が少なくなるように、多くの試作品を作って検討されてきました。いわば色の優等生と言える製品になっています。このような良いお手本があまり知られていないのは残念なことですが、色弱者の見え方について説明ができるようになったのは最近なので、仕方がないことなのかもしれません。

　また世の中には独自の色づかいの標識類が多数あります。そして「色名が分からない」ことで、混乱を生んでいます。この改札に付けられたマークは片方が「赤」で一方が「ま緑」になっているのですが、色弱者にとってはどちらも同じような色に見えるため、「色」での判断が出来ないことになります。

　この改札のマークの原型は一方通行の出口にある「赤い」車両進入禁止標識のようです。では、その反対側に本来つくべきものは何でしょう？　一方通行の入り口などに書かれている「青い」矢印の一方通行標識と同様のルールにすると、色弱者にも分かりやすいものとなります。

　それまで見たことのないものに出会うと混乱が起こることがあり、判断に少しだけ余分に時間がかかります。それは改札が混雑する原因の1つになるかもしれません。矢印の色やデザイン、そして向きも路線によって異なりますが、左の写真では切符を入れた機械のどちら側を通過するべきか、一目で分かるように表示されています。しかし他の鉄道事業者とは一致していません。このような色づかいは、よく考えられた前例に習い、各社各組織で共通のものに揃えてゆくことで、混乱せず移動がすみやかに行われることになるでしょう。

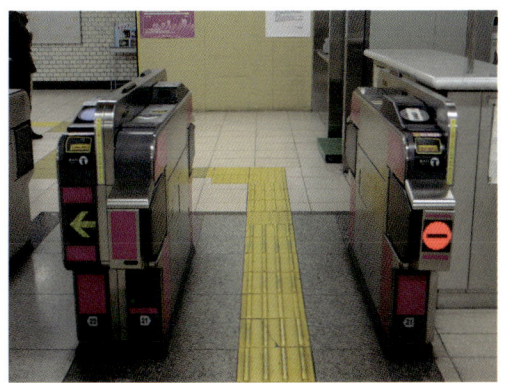

▲オリジナルの鉄道の改札。矢印は「ま緑」禁止は「赤」。

# 道路標識はどこですか？

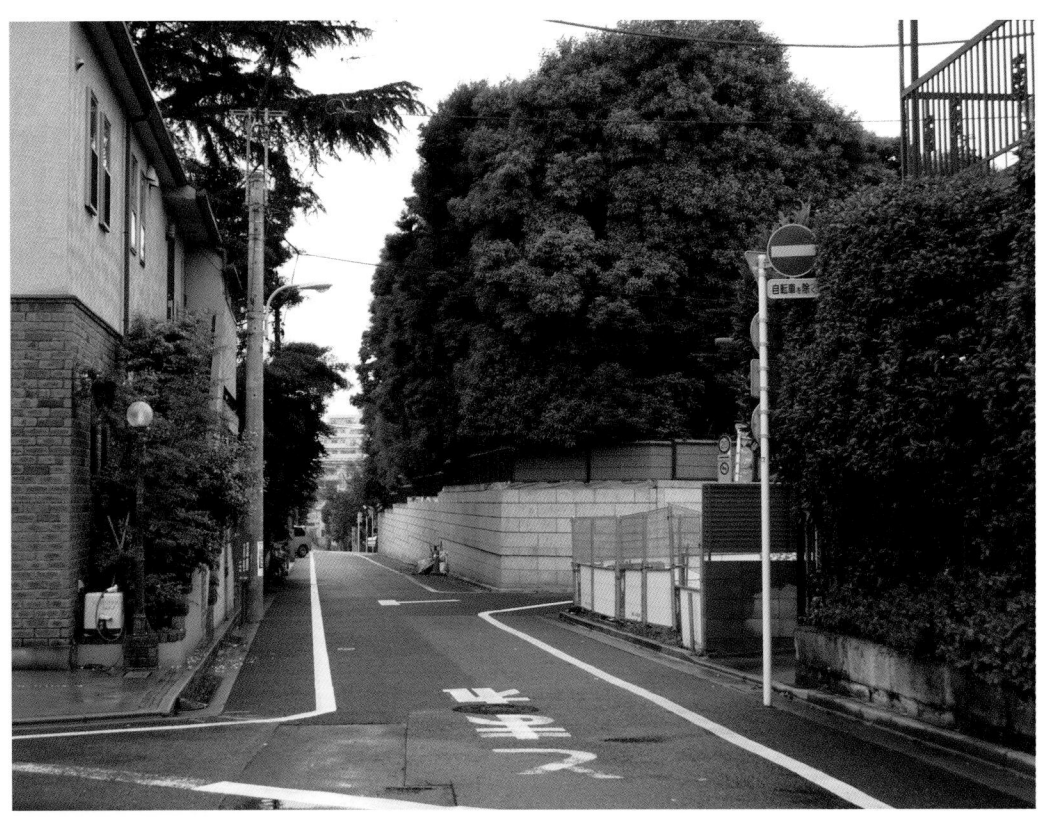

▲シミュレーション：白い縁取りが付いているので分かりますが、植木が伸びすぎて白い縁を覆ってしまうと、さらに見分けにくくなることでしょう。

●**比較画像について**
この色覚シミュレーション画像は強度の色弱者の感じ方を説明するもので、実際に見えている世界を再現したものではありません。色の見え方には個人差があります。
●**呼称について**
本書における色覚タイプの呼称はCUDOが提唱する表現に沿っています。【**C型**】：正常色覚者＝一般色覚者／【**P型**（1型）、**D型**（2型）】：色覚異常者＝色弱者

# 1-10. 危険な、道路標識と樹木の組み合わせ

　道路標識の赤は危険・禁止を表すものですが、濃い緑の樹木と重なっているため、判断するのに時間がかかります。標識の縁取りも見えにくい場合には、標識の存在は見えません。色弱者は、赤が目立たないことを自覚して、常日頃から気をつけなければなりません。

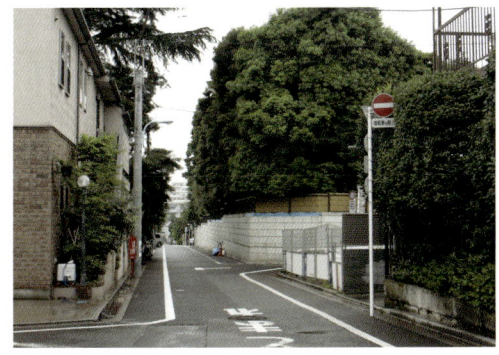

▲オリジナルの道路標識：赤は目立つ色で分かるというのはC型のドライバーだけに通じることなのです。

　色弱者は運転免許を取ることができます。信号機は見分けられるし、ブレーキランプもちゃんと見えますから、運転しても問題はありません。逆に時として配慮に欠ける交通標識に対しては、C型の人より慎重に判断しているかもしれません。

　青い空の下で濃い緑の樹木の中に標識がある場合、C型の人には赤い標識が浮かび上がって見えているのだと思います。しかし、P型強度の人には背景の深緑と標識の赤い部分は近い色に見えてしまいます。

　標識の外側に白い縁取りが付いていることはとても良いことです。このおかげで標識と背景が分離されるからです。ところが植木が上下左右から伸び、白い縁取りを覆い隠してしまうと、色弱者には真ん中の白い線しか見えません。もちろんこれは色覚の問題だけではなく、道路標識の管理はきちんとしてほしいと思います。

　こうしてみると、色すなわち「色相の差」だけで情報を伝達するというのは、いかにも不親切な印象があります。さらに背景と前景が同じように見えることがあったらどうでしょうか。もし私が左ページの画像のように進入禁止標識を「緑色」に変更するという規則改定をお願いしたら、皆様はいかがでしょうか。反対するのではないでしょうか。その理由は何でしょうか？　「見分けにくい色づかい（色彩デザイン）は、社会的に危険だから」ではないのでしょうか。社会の安全性はみんながお互いに協力し合って作ってゆくものです。

　標識の改訂など、法律などの制限を受けている場合には適切なものに統一することが可能ですが、もし、規制外のものならどうでしょうか。

　1つの例ですが、多くのデジカメのメーカーは規制が無くとも、自ら進んでCUD対応することに決めています。法律が無いから配慮しないというメーカーはむしろ少数になりつつあります。建築関係にも、そういう、人に優しい流れができつつあります。

# 色を選んで買った服ですが、いかがでしょうか？

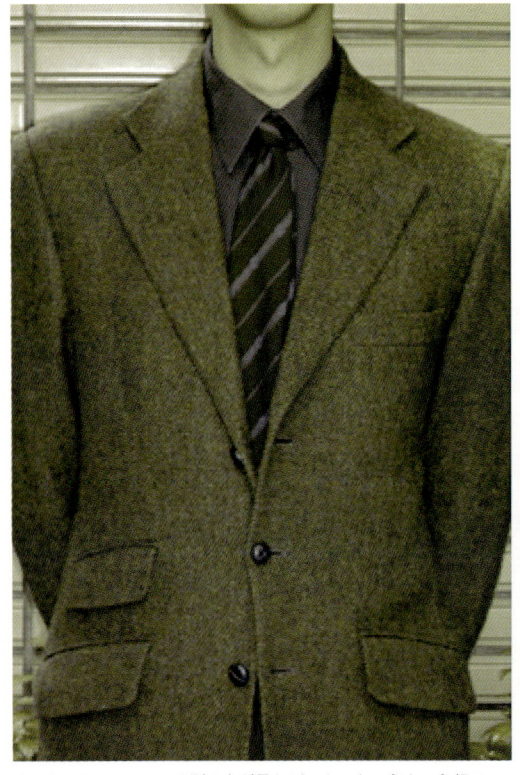 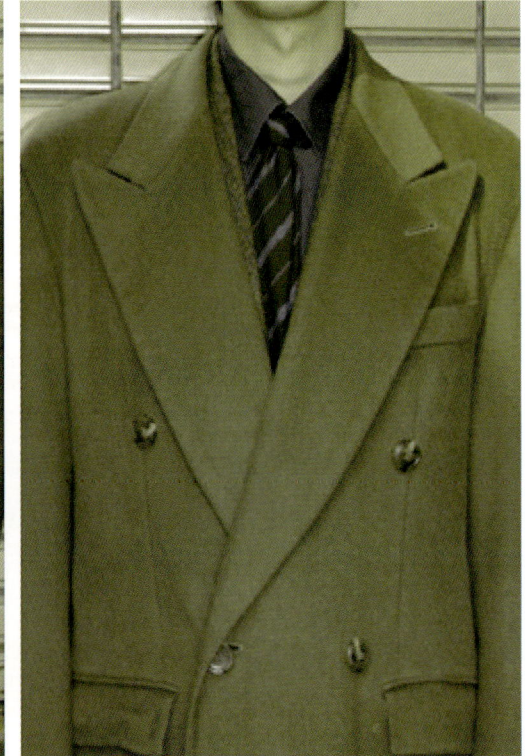

▲シミュレーション：P型の人が見たジャケット。色を、色相で分類することは難しく、まずは「青い・寒色系←→黄色い・暖色系」に分けます。緑色は暖色で青緑は寒色側にいたりしますが。

●比較画像について
この色覚シミュレーション画像は強度の色弱者の感じ方を説明するもので、実際に見えている世界を再現したものではありません。色の見え方には個人差があります。
●呼称について
本書における色覚タイプの呼称はCUDOが提唱する表現に沿っています。【C型】：正常色覚者＝一般色覚者 ／【P型】(1型)、【D型】(2型)：色覚異常者＝色弱者

# 1-11. 茶色とモスグリーンは見分けが困難

　茶色とモスグリーンは見分けが困難です。樹木の幹はたいてい茶色で、葉っぱより明るいものだと記憶していると、大失敗します。この服装の組み合わせは渋く決まってますか？

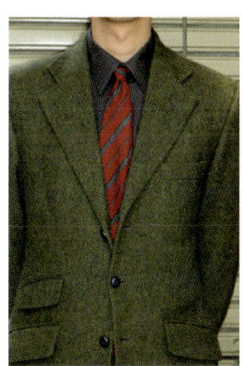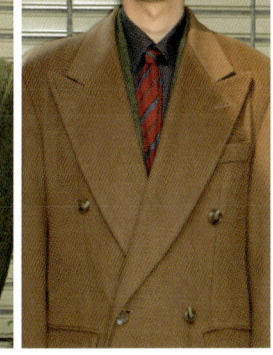

▲オリジナルのジャケット。

　ある男性色弱者(50代)の話：色気(いろけ)づいてきた10代の中頃、地方都市にもVANやJUNのショップができた。それまで従兄弟たちのお下がりや母親が買ってくるに任せていた服を自分で買ってみたくなった。それまでは服なんて何でも良かった。暑さ寒さだけ考えていれば良かったのだ。
　ショップに並んでいる服を見たとき、あることに気がついた。服は形や素材だけじゃなくて色も選べるんだと。でも服を買うときに色の名前は書かれてない。自分の好きな色って何なのだ？　これまで考えたこともない。黄色や朱色のきれいな色や真っ黒は好きな色だけど、それは派手ってこと？　そうだ、これまでの人生で「派手な色」と「地味な色」の事って、一度も意味が分からなかった。誰にも聞かなかったし。結局困ってしまって、まあいいか、当時は流行の先端だったジーンズ系にいっとけば無難な感じみたいだし、となった。なんか大人達に対して反抗しているような気分にはなれるし。やがては、サイケデリック系に行くことになってしまったけど。

　服の色名を答えるのは、色弱者には難しい場合があります。色だけではなくて、素材や光沢などで違って見えるし、微妙な色づかいに感じられる服も多いのです。また、無地でなく柄がついている場合には、その柄の中の色も分かってないといけません。
　C型の人には全然違う色に見えても、色弱者には同じような色に感じられることがあります。例えば、P型強度の人には茶色とモスグリーンは同じような色に見えます。「派手」や「地味」といった感覚が分かっていても、見た目には同じように見えてしまうので、ついうっかり場違いな印象の服装になっているかもしれません。
　1人で服を買いに行き、商品に「色名」が書かれてないときは、冒険をせずに、だいたい分かる色の中から選択してしまうでしょう。また、自分の洋服ダンスにそのまましまった後では、ますます色名が分からなくなるかもしれません。

# これも色を選んで買った服ですが、いかがでしょうか？

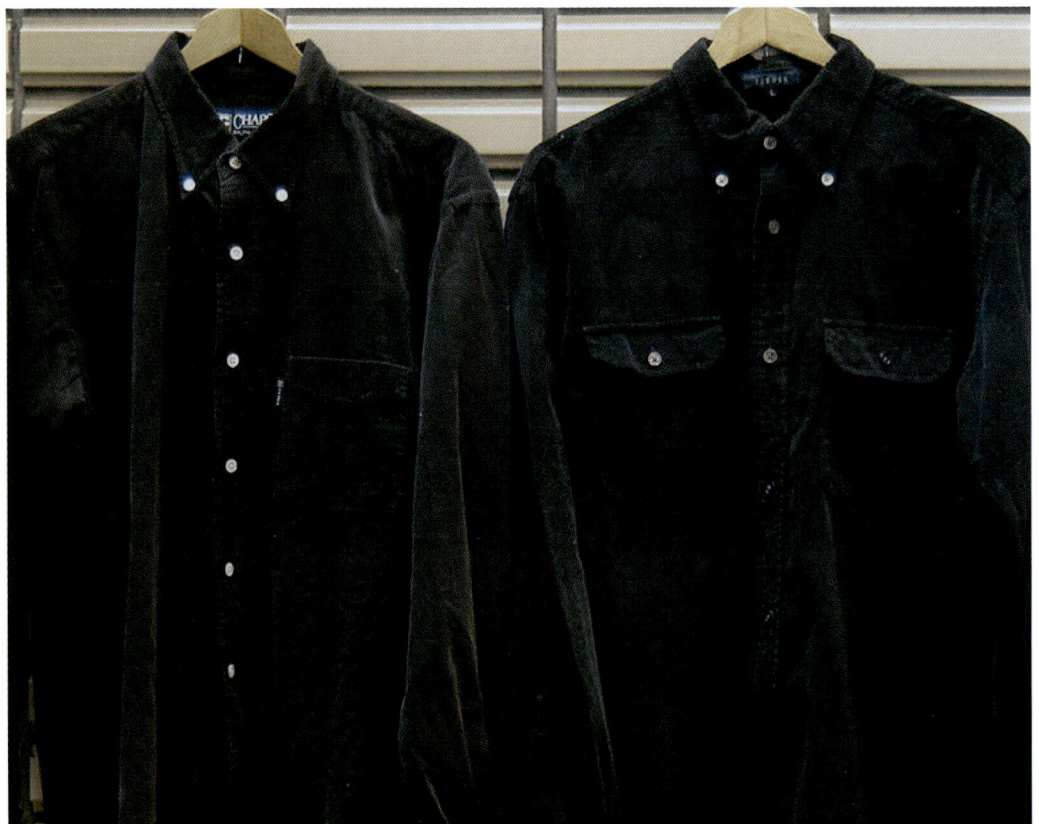

▲シミュレーション：P型の人が見た赤と黒の服。つや消しの赤い服とつや消しの黒い服は本当によく似ています。ほとんど区別がつきません。

●比較画像について
この色覚シミュレーション画像は強度の色弱者の感じ方を説明するもので、実際に見えている世界を再現したものではありません。色の見え方には個人差があります。
●呼称について
本書における色覚タイプの呼称はCUDOが提唱する表現に沿っています。【C型】：正常色覚者＝一般色覚者／【P型（1型）、D型（2型）】：色覚異常者＝色弱者

# 1-12. 赤い服と黒い服は同類、濃紺の服と黒い服は同類

　光沢のないコーデュロイやベルベットは特に間違えやすいのです。C型の人が「濃紺と黒」を間違えるのと、同じ感覚です。

　塗料の色も生地の色も、その表面が「光沢」「半光沢」であるかどうかでずいぶん違って見えてしまいます。
　「真っ赤」なつや消しの生地はP型にとっては「漆黒」のつや消しの生地と同じように見えてしまいます。
　色弱の人には生地に光沢の無い生地はくすんで感じられるためですが、このようなことは洋服だけではありません。たとえば、コピー機の紙が詰まり、蓋を開けて詰まった紙を取り出そうとしたときに、コピー機の中を注意してみると黄色の三角に「！」がついた注意を喚起するイラストがあると思います。そしてその中には定着部という高熱になる機械部品があり、その放熱用塗装として植毛された「赤い」塗装が使われていることがあります。この部分は熱いため、うっかり触るとやけどをすることがあります。人がケガをしたり命に関わるような危険性があるものを強調するために、赤く塗られているのですが、このように赤は、万国共通の危険信号として使われることが多いのです。
　この赤いものも、表面の状態が光沢のある場合と、つや消しの場合では、違って見えます。また「赤」には朱色も赤ですし、金赤と呼ばれるものも代表的な赤とされており、色には幅があります。さらに素材によって光の具合で白っぽく見えたり黒っぽく見えたりします。機械の内部のように暗い場所にある場合、「素手で触ってはならない赤」はP型の人には見えづらく、もしうっかり触ってしまったら、やけどをするかもしれません。配慮されてない赤色を危険・注意情報の伝達に使うことは、色弱者に対して危険な場合があります。
　世界中に商品を出荷しているメーカーでは、北欧の白人では男性の10人に1人という割合で色弱者が存在することを知っておいた方が良いですし、リスクマネジメントの観点や色彩デザイン上から考えても、誰にでも公平に情報が伝わるようにすることが求められています。

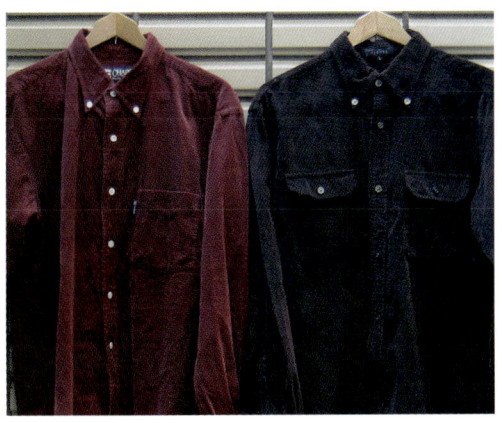

▲オリジナルの赤い服と黒い服。光があたって明るくなったところの赤はよく目立つのでしょう。あなたも、濃紺と黒なら見分けにくくありませんか？

# 真っ赤な口紅ですが、いかがでしょうか？

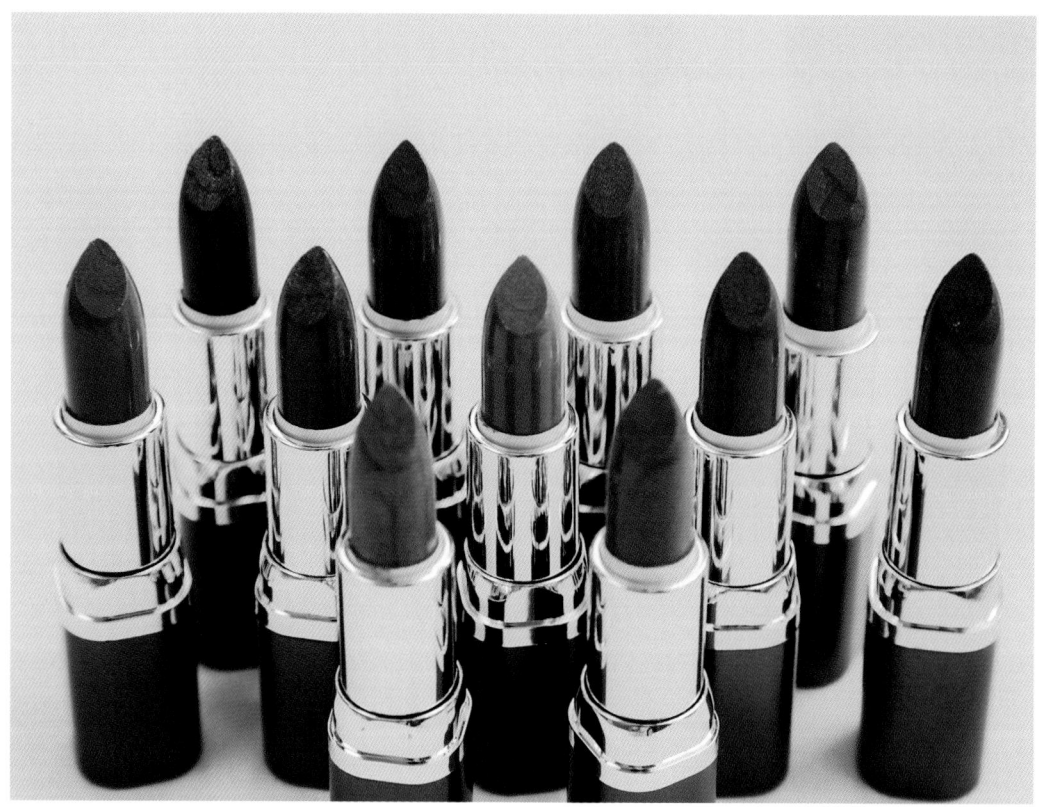

▲シミュレーション：P型の人が見た口紅。口紅なのだから灰色や水色って事はないはずだな、と思っているので、眼では分からなくても脳が「それはピンクだ」と思ってくれます。

●**比較画像について**
この色覚シミュレーション画像は強度の色弱者の感じ方を説明するもので、実際に見えている世界を再現したものではありません。色の見え方には個人差があります。
●**呼称について**
本書における色覚タイプの呼称はCUDOが提唱する表現に沿っています。【**C型**】：正常色覚者＝一般色覚者／【**P型**（1型）、**D型**（2型）】：色覚異常者＝色弱者

# 1-13. 真っ赤な口紅の色はこげ茶色、黒に見えることがある

　真っ赤な口紅の色は、P型の人にはこげ茶色や、黒に見えることがあります。パープルやピンクの口紅は顔色が悪いように感じられることもあります。

　子供の頃から、女性はそういうお化粧をするものだと思っていますから別になんの不思議もありませんでした。国や部族によっては入れ墨をするでしょうし、日本でも、歯をまっ黒く塗る「お歯黒」をするのがしきたりだった時代もあったのですからね。

　70年代に日本人モデルが「朱色」の口紅をつけているのを見て、ああなんて美しいのだろうと思いました。ちょうど「シャインリップ」が登場して日本の女性たちの唇を光らせた頃でした。今思うと、色相でどきどきしていたわけではなくて、輝き方や明るさで新鮮さやみずみずしさを感じていたようですね。

　メイクの色づかいは、時代背景や流行もあるでしょうから何とも言えませんが、少なくとも黄みが少ない赤〜赤紫〜紫については、C型の人の見え方と比べると、かなり暗く見えます。

　唇ネタをもう1ついうと、子供がプールで遊びすぎてチアノーゼを起こしたときに唇が紫色になりますが、これも私には分かりにくかったですね。徹夜明けで顔色が悪いというのもよく分からない。健康に関する話で、ちょっと危険なのは、トイレで用便時の出血に気がつきません。なんだかおしっこが黒い？　と思ったら即医者に行って検査しないと危険です。

　言い換えると、血を見てもあまり怖くないわけです。同級生が血を見ただけで、なんでそんなにキャーキャー言うのかと不思議でしたね。友達がケガをして出血した時も、「こんなに出血してるように見えても、実は200ccも出てないな」とか案外冷静に考えていました。周囲は「色」の刺激で正気を失っている。血を見て逆上するとか切れるという言葉がありますが、不思議だと思っていました。

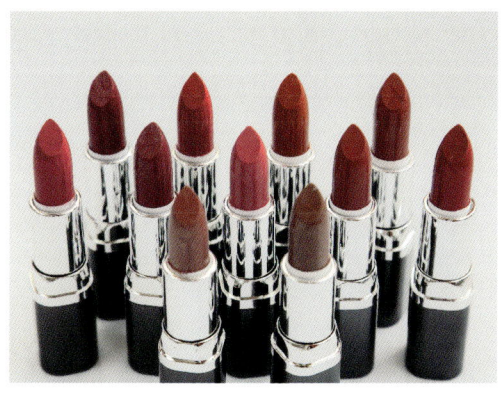

▲オリジナルの口紅。P型にとっては赤系は黒っぽく見えるので、ピンクはまだ灰色系ですが、真っ赤の場合には…。

# 西武線の電車は黄色でしょうか？

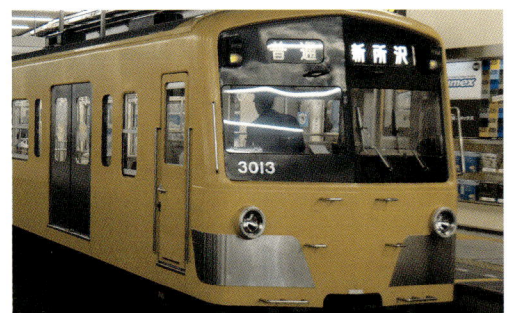

▲シミュレーション：P型の人が見た西武線。

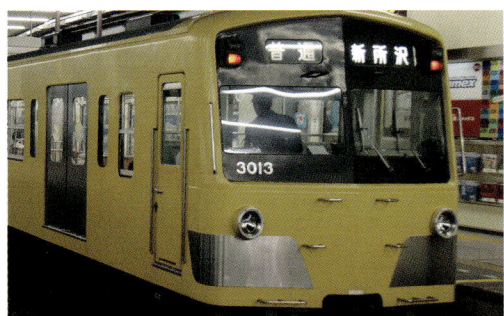

▲オリジナルの西武線。

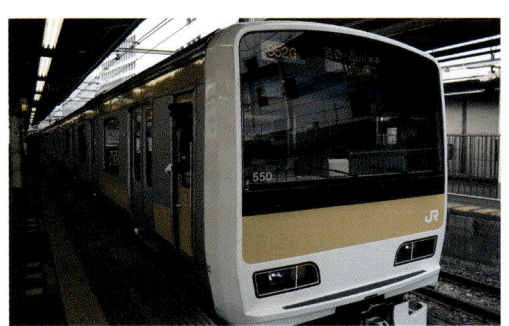

▲シミュレーション：P型の人が見た山手線。

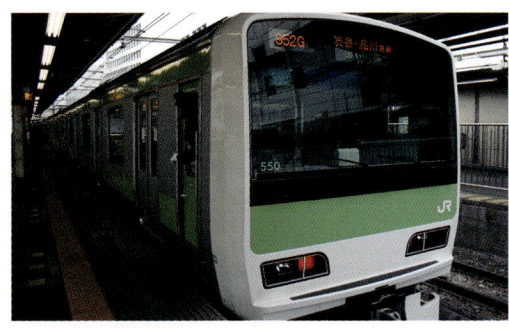

▲オリジナルの山手線。

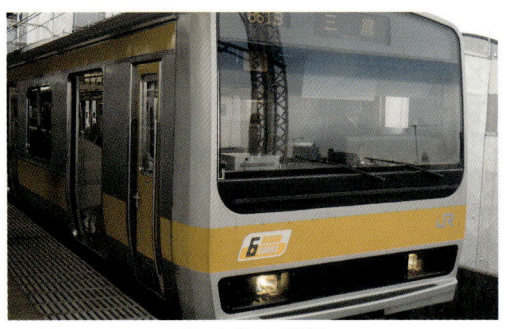

▲シミュレーション：P型の人が見た総武線。

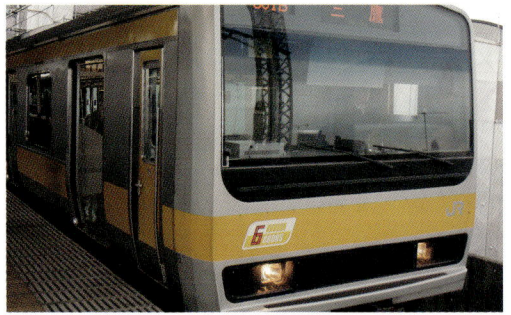

▲オリジナルの総武線。

●比較画像について
この色覚シミュレーション画像は強度の色弱者の感じ方を説明するもので、実際に見えている世界を再現したものではありません。色の見え方には個人差があります。
●呼称について
本書における色覚タイプの呼称はCUDOが提唱する表現に沿っています。【C型】：正常色覚者＝一般色覚者／【P型（1型）、D型（2型）】：色覚異常者＝色弱者

# 1-14. 西武線はくすんだオレンジに見える

　西武線はくすんだ黄色ですが、色弱者には、くすんだオレンジか黄緑色のように感じられます。総武線も黄色ですが、こちらは彩度が高いので黄色だと感じます。

　C型が自分たちの共通の色世界を持っているように、色弱者も同様に色弱者たちだけで通じる共通の色世界を持っています。しかしかつては色弱者どうしのコミュニティはほとんどありませんでしたので、誰とも話すこともなく、自分の色彩感覚は単純にC型より劣っていると思っていた人は少なくないでしょう。

　例えば色弱者は青〜緑にいたる色相の区別はとても敏感です。P型はC型より赤い色のエリアの中の分類が得意だったりします。その反面、C型の人がとても得意な赤〜橙〜黄〜緑にいたる色相の区別は苦手です。もし色弱の人がC型の人に通じない新しい言葉を作っても良ければ、このエリアを1つのグループにして「あかみどり系」としたい。「黄色」は「赤」と「緑」の間の色だから「黄色」を「黄色」と呼ぶと、ちょうど良いですね。この「あかみどり系」とは色弱者にとっては暖色系だなという感じです。C型の色世界では緑は寒色系ですが、色弱者にとっては暖色系です。青緑は寒色系にいます。つまり色弱者にとって緑と青緑はものすごく違う色に見えるわけです。

　この「あかみどり」の中の色相差は、なかなか言葉では言えないけれど、明度や彩度はそれぞれ分かるし、言葉でも言えるわけですね。それで、この「明るい」「ふつう」「暗い」と「くすんだ」「ふつう」「あざやかな」の掛け合わせで9パターンの「あかみどり」ができます。それらを表にすると「あかみどり解読法」の表ができます。

　同時に、子供の時から築きあげてきた色名データベース・色常識データベースを併用してゆくと、さらに精度があがります。C型の人が使いそうな色づかいや組み合わせを、色弱者の私などにも想像することができます。

　ところが、このような解読法は勝手に自分の頭の中で色名を作っているため、デザインのルールがそのようになっていないときには、うまくいきません。色弱者は、そんなときのことも考えながら、色名を断言できる自信がある場合を除いて、自分から色名によるコミュニケーションをとらないように心がけています。

# 靴下の色は同じでしょうか？

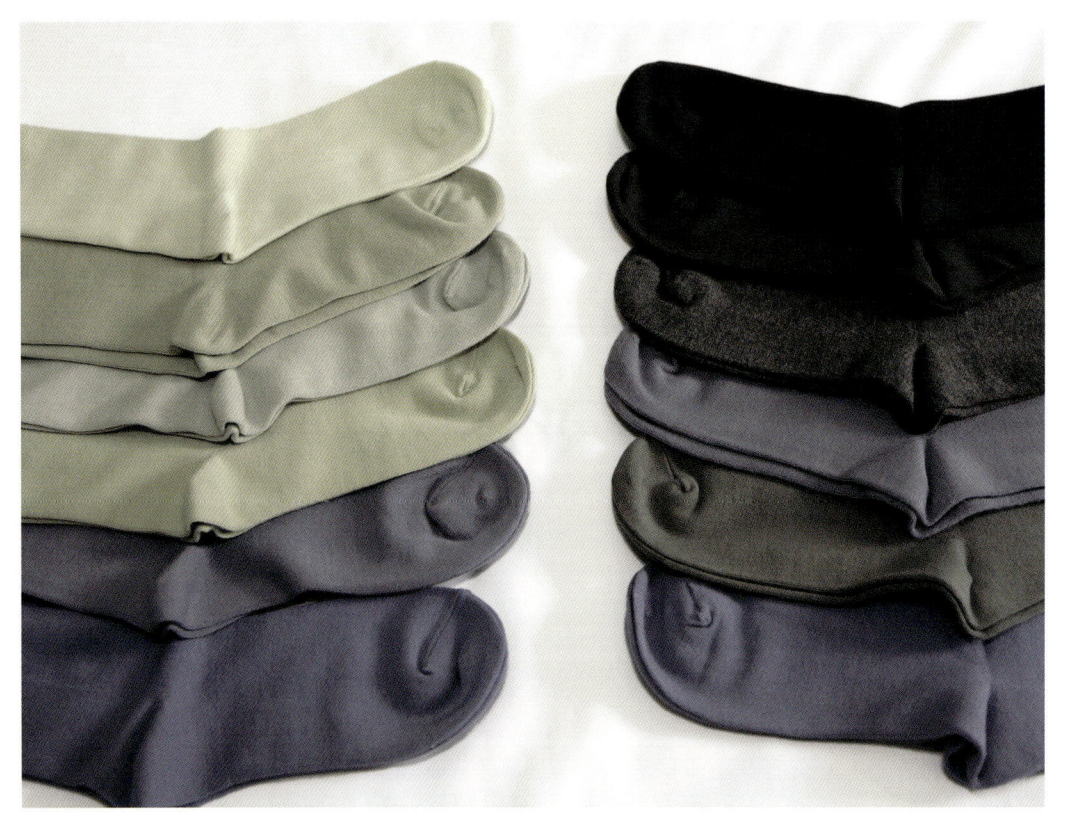

▲シミュレーション：1回でも恥をかくと、人はとても臆病になります。特に、靴下の左右を履き間違えるというのは、なんだかとても恥ずかしいことのように思えます。

●比較画像について
この色覚シミュレーション画像は強度の色弱者の感じ方を説明するもので、実際に見えている世界を再現したものではありません。色の見え方には個人差があります。
●呼称について
本書における色覚タイプの呼称はCUDOが提唱する表現に沿っています。【C型】：正常色覚者＝一般色覚者／【P型（1型）、D型（2型）】：色覚異常者＝色弱者

# 1-15. 靴下の左右の色を間違えて履いていることがある

　模様が入っていれば分かるのですが、無地の靴下では左右異なる色を間違えて履いている事があります。靴を脱いで座敷に入った時に、周りの人にそのことを指摘されるのですが、本人には全く同じ色に見えています。

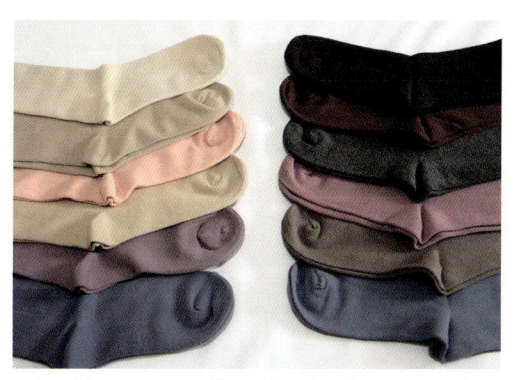

▲オリジナル：ここにある靴下はごく一部。靴下は、長さの違いなどはありますが、形はどれも似ています。無地の靴下は色だけで区別しなくてはいけません。

　色弱者は靴下で色のペアを作るようなことは苦手です。その場合には靴下はできるだけワンポイントのついたものにして、色はできるだけ同じ物にしています。特に暗い部屋では色が分かりにくいため、靴下を履き間違えているかもしれません。

　訪問先で部屋へ上がらせていただいたときに、明るいところで見たら微妙に左右の靴下の色が違っているのが分かり、とても恥ずかしい気持ちになったことがあります。

　食事に行った店で「座敷とテーブルどちらにしますか？」と尋ねられたときには、できればテーブルを選びます。上がるときに万が一靴下の色が違っていたらどうしようと思うのですね。

　電子回路の配線もそうです。ルールに従ってペアを作ってゆくのですが、この配線の色が、くすんでいることが多く、分からないことがあります。配線の種類が増えてゆくと、だんだん難易度が増えてゆきます。Ｃ型の人は私よりずっと速くペアを作ることができました。

　色をそろえて遊ぶゲームも苦手です。昔ダイヤモンドゲームというゲームがありました。六角形の星形の盤の上に色の付いたコマを並べて反対側の陣地に移動させてゆくゲームです。このゲームではコマの色が分からないと何をどうして良いのか分かりません。

　最近のコンピュータゲームに、上から落ちてくる色のブロックをキー操作であやつり、同じ色のブロックを組み合わせて消して行くようなものがありますが、微妙な色のブロックは、組み合わせが分かりません。友達が何点とったといって自慢していても、私には先に進むことができず残念です。

# 今日はピンクの服で可愛いね？

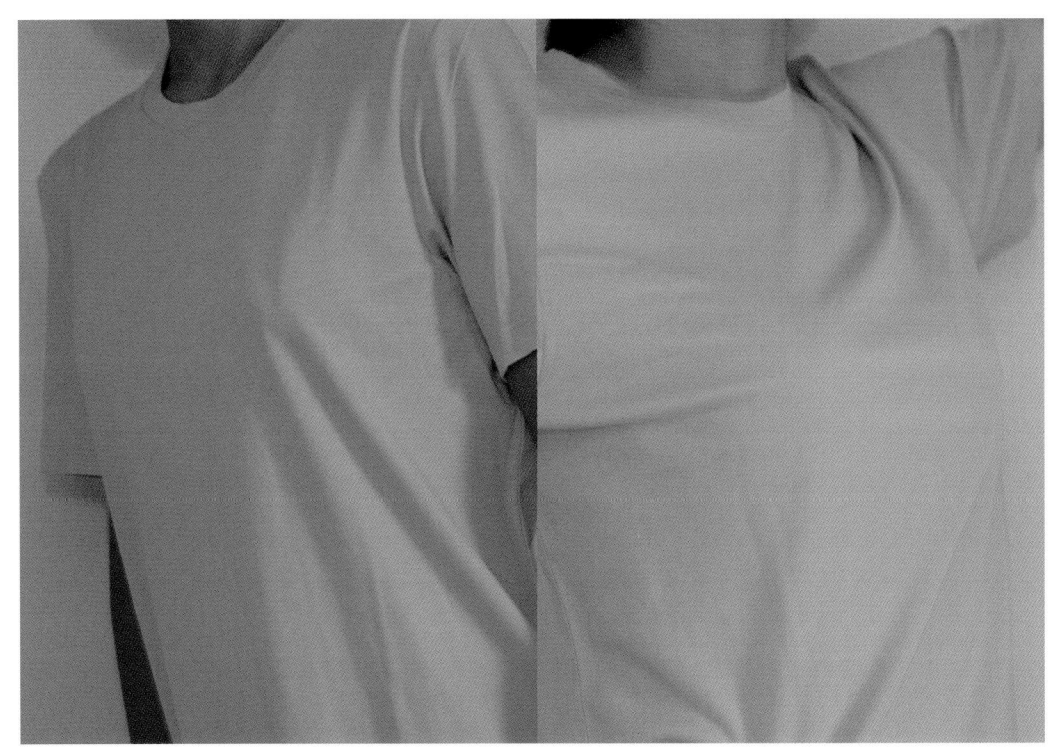

▲シミュレーション：P型の人が見たTシャツ。明るい水色とピンクの区別はつきません。誰かに指摘してもらって初めて気がつくという、混同色の横綱級です。

●比較画像について
この色シミュレーション画像は強度の色弱者の感じ方を説明するもので、実際に見えている世界を再現したものではありません。色の見え方には個人差があります。
●呼称について
本書における色覚タイプの呼称はCUDOが提唱する表現に沿っています。【C型】：正常色覚者＝一般色覚者／【P型】（1型）、【D型】（2型）：色覚異常者＝色弱者

# 1-16. かわいいピンクとかわいい水色は同じ色

　パステル調のピンクは水色と同じように見えてしまいます。そんな馬鹿なと思われるでしょうけれど本当なのです。かわいいピンクとかわいい水色は同じ色なのです。

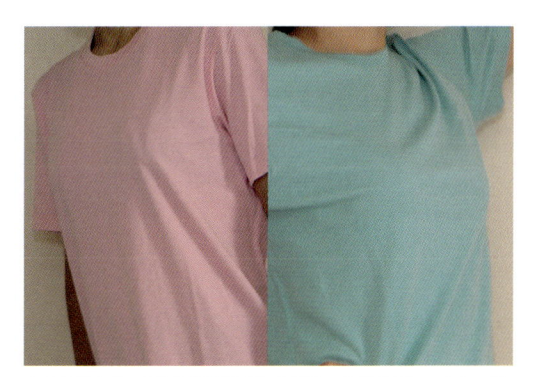

▲オリジナル：これほど違うのになぜ？　と思うでしょうね。C型の人はこのあたりの色相変化にとても敏感なのです。

　なんだかきれいな色合いの服を着ているなあと思っても、色弱の人は「○色できれいだね」とは言いません。「今日はきれいな服だね」と言うと思います。

　ピンクの服も、濃いものや色あいによってはピンクだなと感じる服もあるのですが、パステル調の場合にはピンクと水色が本当に同色で見分けがつきません。濃いピンクと淡い水色は違う色に見えるのに、どうしてこれが同じ色の名前で呼ばれているのか、とても不思議です。

　しかし、色の感じ方が違っていても、私たちにもきれいなものはきれいなものだと感じられます。ヒトの、「色の感じ方」と「美しい色の感じ方」は違っているのではないかと思います。

　春に咲く桜の中には、明るいピンク色のものがあります。この花の色を感じたままに言いますと、「明るい灰色」です。C型の人にそれを伝えると、「そんな馬鹿な」「灰色の桜なんて汚い」と言うことでしょう。ところが、色弱者はそれが汚い桜だと思っていません。おそらくC型の人と同じように桜の咲き乱れている姿に生命力を感じたり、美しさを感じます。これは人が色だけの情報で美しさなどを感じるのではなく、様々な他の情報も関係しているからなのでしょう。桜の咲く季節感、お花見や宴会の思い出、春の太陽の光あふれる風景、暖かくなってきた気温、そして桜の花の咲く様子。それはむしろ色ではなく形やボリューム感、そのような総合的な情報から美しさを含む感覚を得ているのかもしれません。色情報が少し異なっていても、それは全体の中では一部にすぎないということなのです。

　これが、色の付いた紙を1枚置いてどう感じるかという話になると、C型の人との間ではなかなか共通の感覚がつかめません。色紙が何枚かあれば、色相差に明度差や彩度差などから配色の感覚は生まれてきます。つまり情報が複雑になればなるほど色だけの情報に頼らなくても良いわけです。男性の着ているシャツなら「きっと水色の方だな」と思ったりとか。

# 色名で分かりますか？

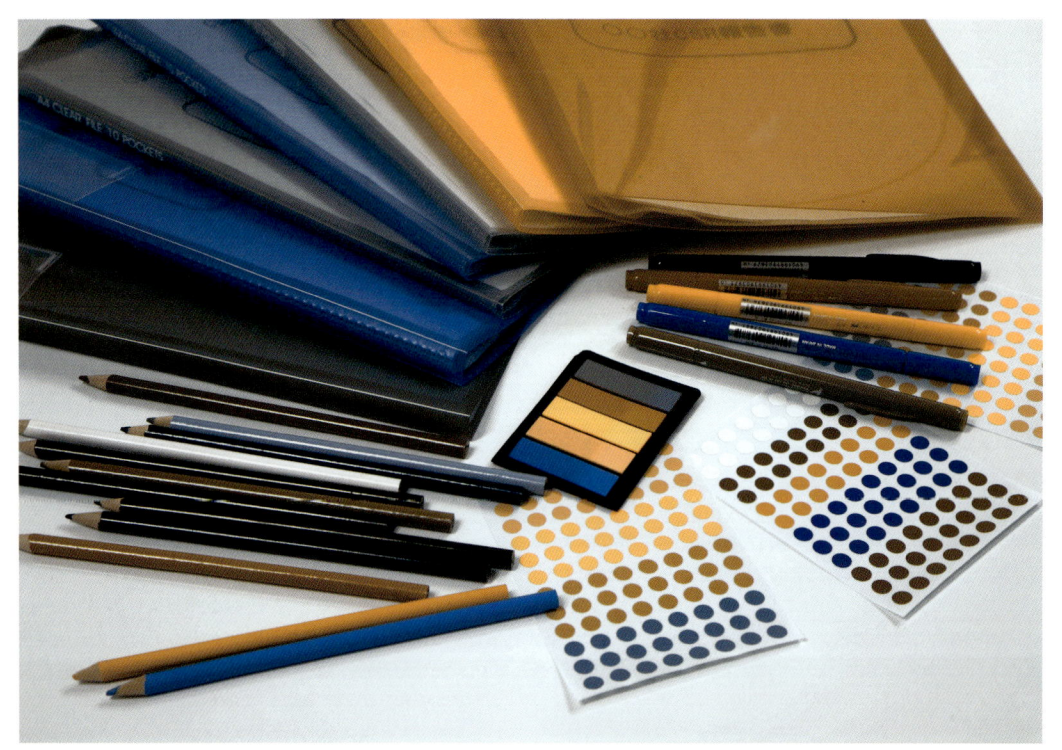

▲シミュレーション：文房具屋さんに行くとカラフルな文房具がたくさん飾られています。こういった文房具は事務所の中で日常的に「○○色のバインダー」とか「○○色の○○」と呼ばれます。カラーバリエーションがたくさんある方が、にぎやかで楽しいのでしょう。

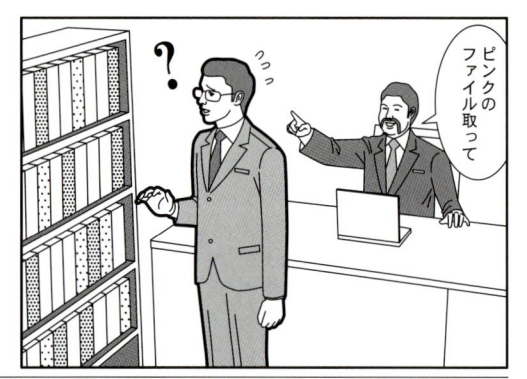

●比較画像について
この色覚シミュレーション画像は強度の色弱者の感じ方を説明するもので、実際に見えている世界を再現したものではありません。色の見え方には個人差があります。
●呼称について
本書における色覚タイプの呼称はCUDOが提唱する表現に沿っています。【C型】：正常色覚者＝一般色覚者 ／【P型（１型）、D型（２型）】：色覚異常者＝色弱者

# 1-17. 色名のコミュニケーションでは困難なことも

　色が分からないことのもう1つの問題は、「その赤い○○を取って」「黄緑色の○○と橙色の○○はどっちが大きい？」などと問われる事です。C型にとって色の情報伝達はとても便利なのですが、万人に共通ではありません。

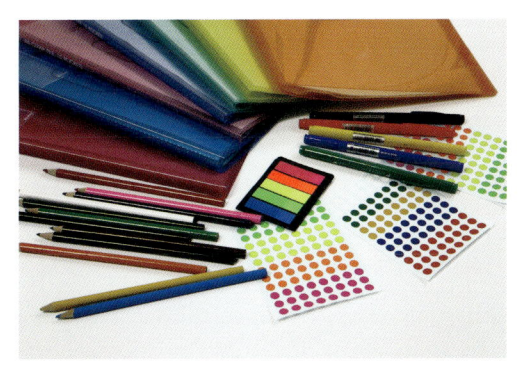

▲オリジナル画像。

　色名でいろいろ指定されると色弱の人はとても困ります。例えばP型強度の私であれば、「青」「黄」「青緑」「朱色」「白」「黒」「金」「銀」の8種類の色は、わりと自信をもって答えられますが、それ以外の色名については自信がありません。「黄緑」「橙」「ピンク」「水色」などの中間色やパステル調の色、あるいは暗くすんだ色の区別がうまくできません。

　そこで、C型の人から「その赤いの取って」と離れたところの物を色名で指定されたり、「ソースの入っているのは何色の容器ですか？」と色名で答えるように指定されると、困ります。C型の人は色弱者がどのように困るかということをご存じありません。そういう困った対応をしなくてはならないとき、私などは、わざと聞こえないふりをしたり、無視することがあります。あるいは、1つを渡すと違うかもしれないので、両方渡す、自分で取らずに隣の人に頼んでしまうとか。

　身近な人や色覚の多様性について共に考えていただける方々には、何がどう見分けにくいのかを説明してきたのですが、どうしても抽象的な話になるために、CUDチェックツール画像（シミュレーション）が使えるようになるまでは、説明が大変でした。このようなことから、多くの人に対して、自分が色弱であって、その色覚がどういったもので、どのように見えているのか、どんな色が見分けにくいのか、どんなことが起こるのか、どういったことに注意したら、私とあなたがうまくコミュニケーションできるのか、そういったことを説明する手間を省こうとしてきたのですね。

　いつも繰り返される質問は「じゃあ赤は何色に見えるの？」「赤と緑が同じ色に見えるというのはどういう事？」「色盲って犬と同じモノクロ世界なんですよね？」というものでしたが、今は「CUDチェックツール画像」のおかげで、誰が見てもすぐに分かる。そう、これからはこの本を「あとで読んでくださいね」と手渡せば良いのです。

# 地下鉄サインで行き先が分かりますか？

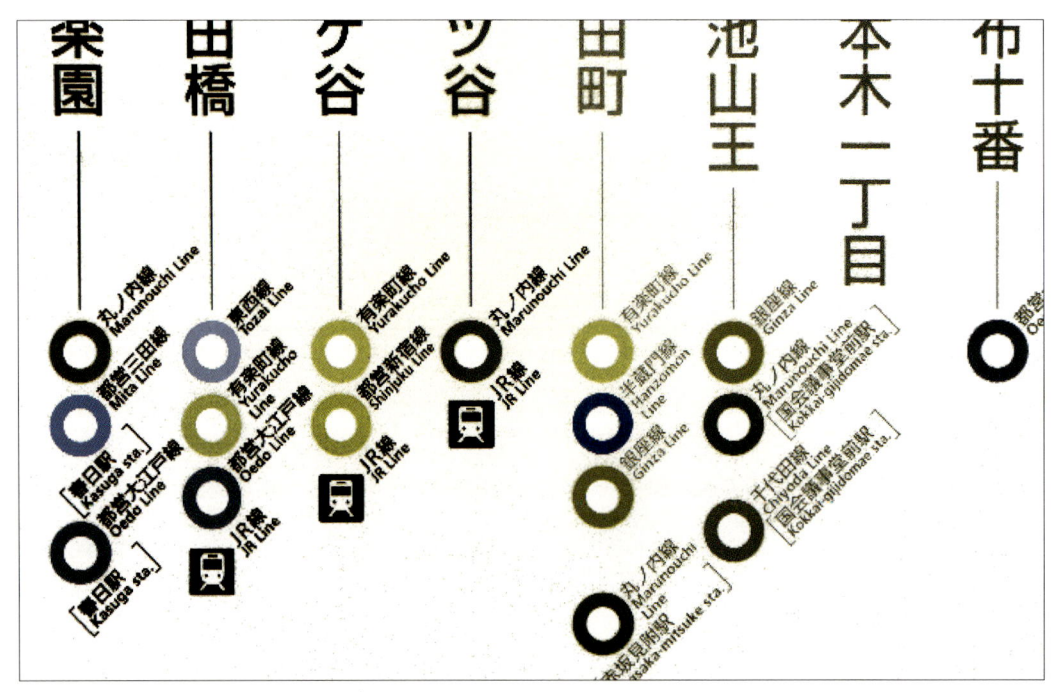

▲シミュレーション：P型の人が見た路線表（アルファベットを消したもの）。路線名を覚えられない時や、読めない時、色のついた◎だけで判断していましたが、これでは…

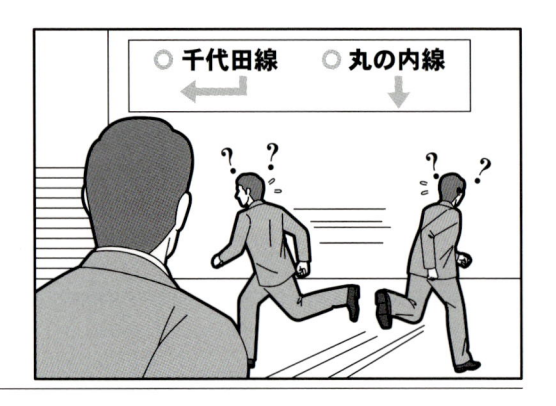

●比較画像について
この色覚シミュレーション画像は強度の色弱者の感じ方を説明するもので、実際に見えている世界を再現したものではありません。色の見え方には個人差があります。
●呼称について
本書における色覚タイプの呼称はCUDOが提唱する表現に沿っています。【C型】：正常色覚者＝一般色覚者／【P型（1型）、D型（2型）】：色覚異常者＝色弱者

# 1-18. 乗り換えは1回にしたいんです

　少し前まで、東京の地下鉄は左ページのような表示でした。C型の人には◎の色を追いかけるのにとても便利なのですが、C型以外の人には路線名をしっかり意識しないと難しいのです。地方から上京した色弱者は路線名にもなじみが薄く、とても分かりにくい表示だったのです。

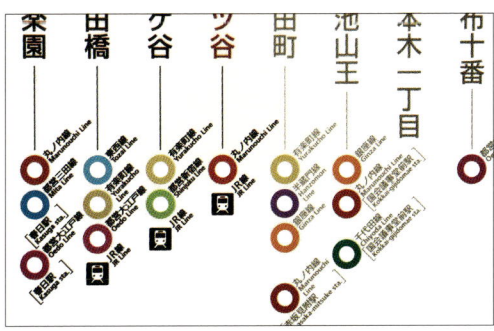

▲オリジナル：◎の中のアルファベットを消した物。

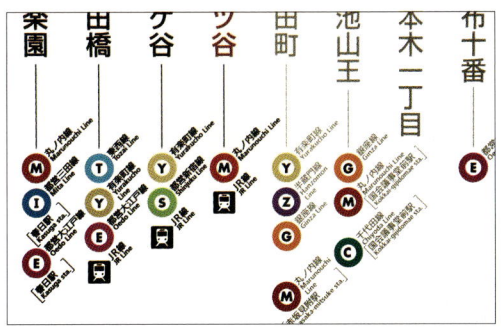

▲オリジナル：CUD配慮された現在の物。

　例えば東京の地下鉄小川町駅には、3種類の地下鉄路線が乗り入れています。丸ノ内線、千代田線、都営新宿線です。東京の地下鉄には13路線があり、それぞれに固有の色が割り当てられています。文字や言語は国が違えば変わりますが、色は万国共通だと考えられていました。
　左ページの図は、数年前の地下鉄にあった案内板を模した物です。◎に色がつけられてその右に漢字と英文で路線名が書かれているもので、確かに文字を読めば路線名は分かるようになっています。
　ところが私などは40歳の半ばに地方から上京してきたものですから、東京の地名や路線名になじみがありませんでした。この看板では、「千代田」「新宿」「丸ノ内」というのが全部「東京」という意味にしか思えない。「千代田線」に乗って小川町で「丸ノ内線」に乗り換えて銀座駅に行くとか聞いただけでもクラクラしそうな時に、急いで看板を横目で見ながら乗り換えると、別の路線に乗ってしまう。あわてて戻ったつもりがこれまた別のところに行ってしまう。大昔、上京して大学を受験したとき入試の当日も同じ事をやってしまい、遅刻して受験会場に走り込みテレビに出たこともありました。ずっとトラウマになっています。これら駅の中の色◎マークですが、制作時には色の差があっても、それが長年蛍光灯に照らされて色あせてしまったものや、作られた時期のロットによって色合いがちがうもの、作られた素材が違うために色が少し違うものなどがあり、色相の差が分らないだけでなく品質管理上の問題もあったために、さらに困りました。色弱者は色相では判断しにくいので、明度や彩度を補助情報として色を見ていますが、色のあせた◎マークは、高明度で低彩度に見えます。そういったことも私たちが見分けにくいことの原因になっているのではないか、年がら年中地下鉄を乗り間違えるのは、この◎や色のせいだと気づき、13路線を線の種類や濃度で分けた地下鉄地図を自分でデザインして使っていました。でも、自分だけ問題点が分かっていてもしょうがない、だから何とかしたいという思いがずっとありました。

# 消えている文字が読めますか？

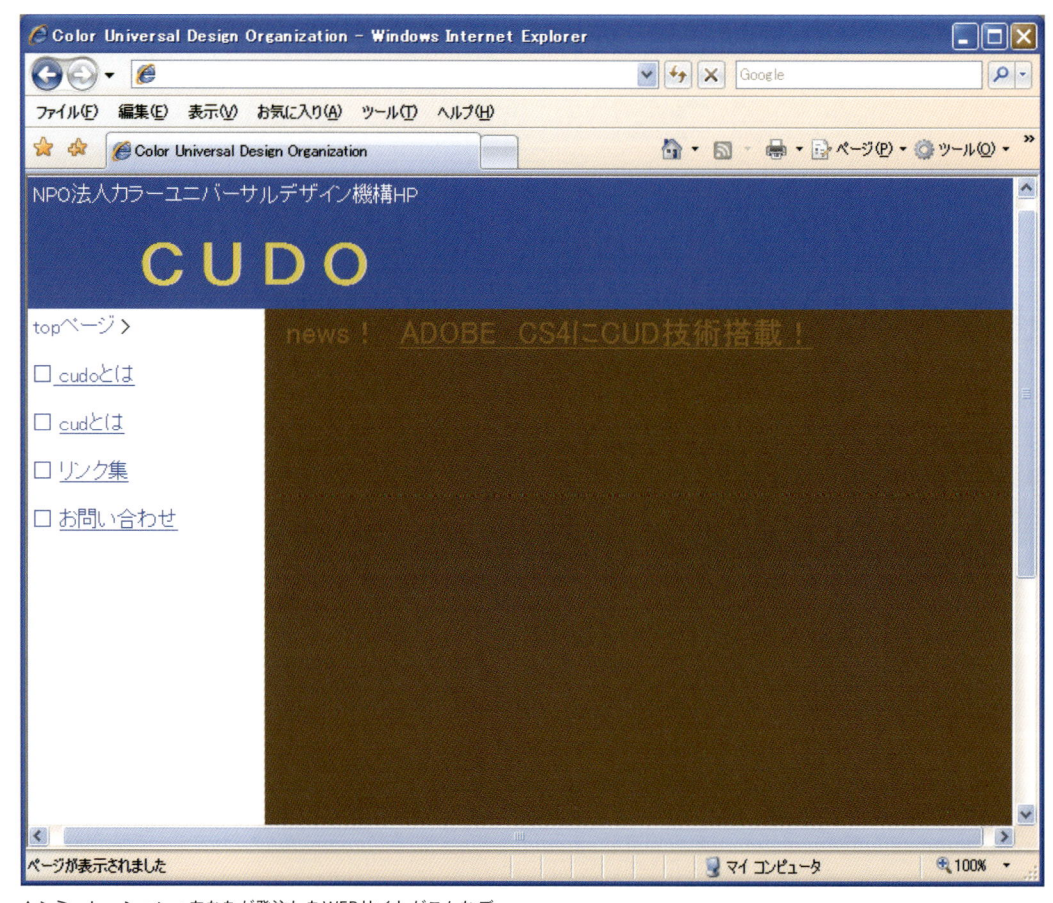

▲シミュレーション：あなたが発注したWEBサイトがこんなデザインにできあがったとしたら、はたして意図したものになっていると言えるでしょうか？

●比較画像について
この色覚シミュレーション画像は強度の色弱者の感じ方を説明するもので、実際に見えている世界を再現したものではありません。色の見え方には個人差があります。
●呼称について
本書における色覚タイプの呼称はCUDOが提唱する表現に沿っています。【C型】：正常色覚者＝一般色覚者／【P型（1型）、D型（2型）】：色覚異常者＝色弱者

# 1-19. WEBはより多くの人に見てほしい、使ってほしい

　WEBデザインの背景に緑や黒を使い「浮き出して目立つ赤文字」を使用した場合、どこに文字があるのかさえ見えていないことがあります。せっかく目立たせようとしても全くの逆効果です。P型には赤と黒は見分けにくく、D型は明るいオレンジと白は苦手です。特にお手軽にデザインしたHP（ホームページ）でよく見かけられます。

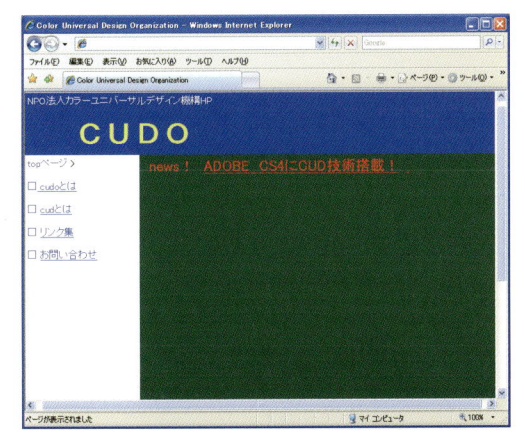

▲オリジナル：インターネットは世界中の男性の10％＝2億人の色弱者も見るのです。女性も1000万人が色弱者です。

　1980年代の後半にはカラーディスプレイが標準になり、印刷物もWEBも個人の机の上からいきなり生まれるようになりました。昔からデザインの仕事をしてこられた方々は思い出してください。1980年代までロットリングや烏口を使ってデザインをしていましたね。1センチに何本線が引けるか、何年も練習していましたよね。そして白い紙に黒で描き、色は指定する。色見本をつけたり、コピー機でカラートーンの色を焼きつけたり、トレペを重ねて着色したりという方法を使っていました。原画に直接色を塗ることはあまりなかったのではないでしょうか。

　当時それは専門職・技術屋さんの仕事だったわけで、彼らはいろいろな事に広範囲に配慮することも上手でした。放送局でも以前は「白黒テレビ」で見た場合のことを考慮して舞台作りをしていました。きちんと情報が伝わるにはどうしたらよいかを知っていたわけですね。

　ところがパソコンの発達と普及のおかげで、いきなり色を付けたデザインが可能になり、プリントをせずにデジタルで最後までやってしまうこともあります。WEBなどは完全にそういった工程で作成されてゆきます。

　色に関する責任分岐点が変化してしまったのです。前は専門職のいる印刷屋さんの調色技術者が責任者だった。それが、今はデザイナーの机の上のディスプレイやカラープリンターが責任者になったわけですね。

　また、日本では色弱のデザイナーは絶対数も割合も少ないのでしょう。女性の色弱者はもともと500人に1人と少数です。男性はどうでしょうか。日本人で、学校検査で色弱トラウマを刻印されてデザイナーを目指す人の割合はC型の人の割合に比べて少ないのではないでしょうか。特に強度の色弱の人は少ないのではないかと思います。そういった背景も重なって、コンピュータを使ったデザイン制作の技術はどんどん進化してゆきましたが、「多様性のある色覚に配慮したデザイン」について立ち止まって考えられることは、ほとんど無かったのではないでしょうか。

# この色づかいは渋く決まってますか？

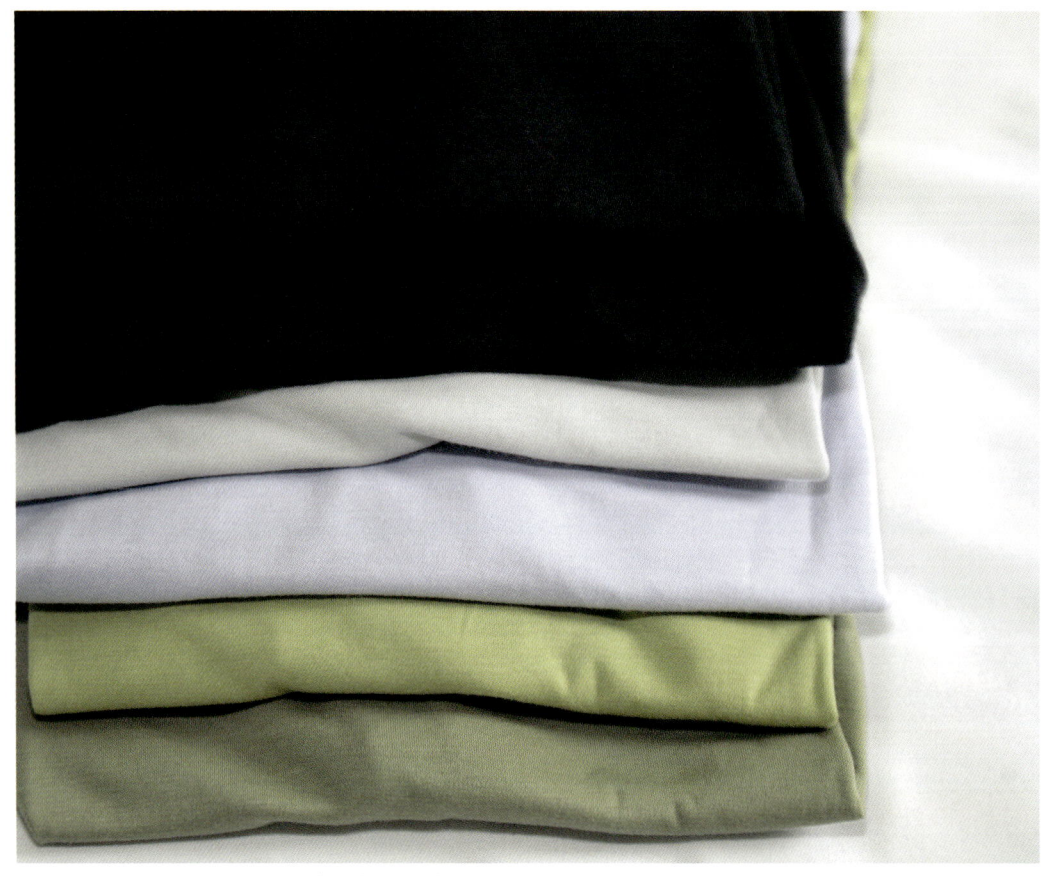

▲シミュレーション：Tシャツ。カタログには色の名前が書いてあるから大丈夫。シックな色はこれだから、こっちを買おう。でもついでに、となりの色のも買ってみようか。

●比較画像について
この色覚シミュレーション画像は強度の色弱者の感じ方を説明するもので、実際に見えている世界を再現したものではありません。色の見え方には個人差があります。
●呼称について
本書における色覚タイプの呼称はCUDOが提唱する表現に沿っています。【C型】：正常色覚者＝一般色覚者／【P型（１型）、D型（２型）】：色覚異常者＝色弱者

# 1-20. 鮮やかな色でも、材質によっては似て見えます

　光沢のないオリーブ色とオレンジ色の布は見分けができません。渋く決めたつもりでコーディネートしてるのに派手な色づかいになっていることに気がつきません。

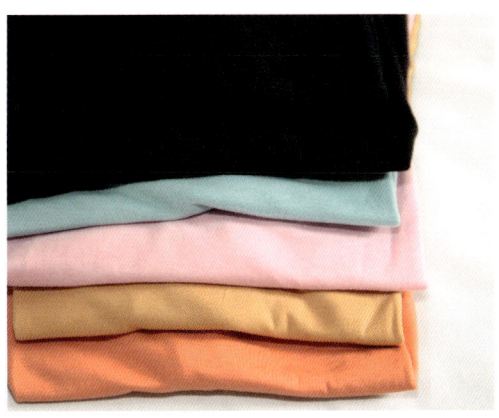

▲オリジナル：色が分からない人は服を買わないと思いますか？ おしゃれをしたくないと思いますか？　なぜ商品のタグに色名が書かれていないのでしょうか。

　ここまで、C型の人が色に意味を持たせて、情報伝達をしていることの危険性や、自分が見てる色は他人も同じ色に見えているという勘違いについて書いてきましたが、逆に色弱者の人たちからの情報発信についてはどうでしょうか。
　C型の人たちの共通言語で書かれたものを色弱者たちは苦労しながら解読しますが、C型の人たちは色弱者たちの共通言語で書かれたものをどのように感じるでしょう。色弱者が赤と緑を混同してデザインしたものは、驚くような色づかいになっているかもしれませんし、その場に似合わない場違いな服を着ていることもあるかもしれません。
　間違えやすい色合いでも、鮮やかな色なら区別が付きやすいのですが、くすんだ色やパステルカラー、そして光の具合で変わりやすい毛糸の色などの見分けはとても苦手です。衣類にはそういった素材を使ったものが多いので、気をつけないといけません。
　このように、服を着て外出するのは、色弱者からの色情報発信の例ですが、他にも色弱者がデザインした作品が人目に触れた場合などもあります。実際に色弱者が子供の頃に描いた絵で、図画の時間に、友だちを「緑色の顔」に塗った作品がありました。
　自分1人で見ていたら何もおかしなことだとは思わないのですが、その絵を家で見た父親は、それまで色弱について真剣に考えたことがなかったために、驚いてしまいました。しかしこの子の母親は、色弱者についてよく勉強していたので、子供はとても助かりました。
　この子は猫の絵を描いたら3匹のうちの1匹を「黄緑色の猫」に描きました。友だちが「緑色の顔」になったのは、クレヨンの色名を書いた巻紙が短くなってしまい、何色のクレヨンか分からなくなってしまったからです。本人は「はだいろ」で書いているつもりだったのです。
　「黄緑色の猫」については、本人が後に哺乳類の体毛色のことを学ぶまで、そういう色の猫がいるものだと思っていました。猫の体の色を間違えていても問題なく育てることができますしね。

# どっちがゴールしたのか分かりますか？

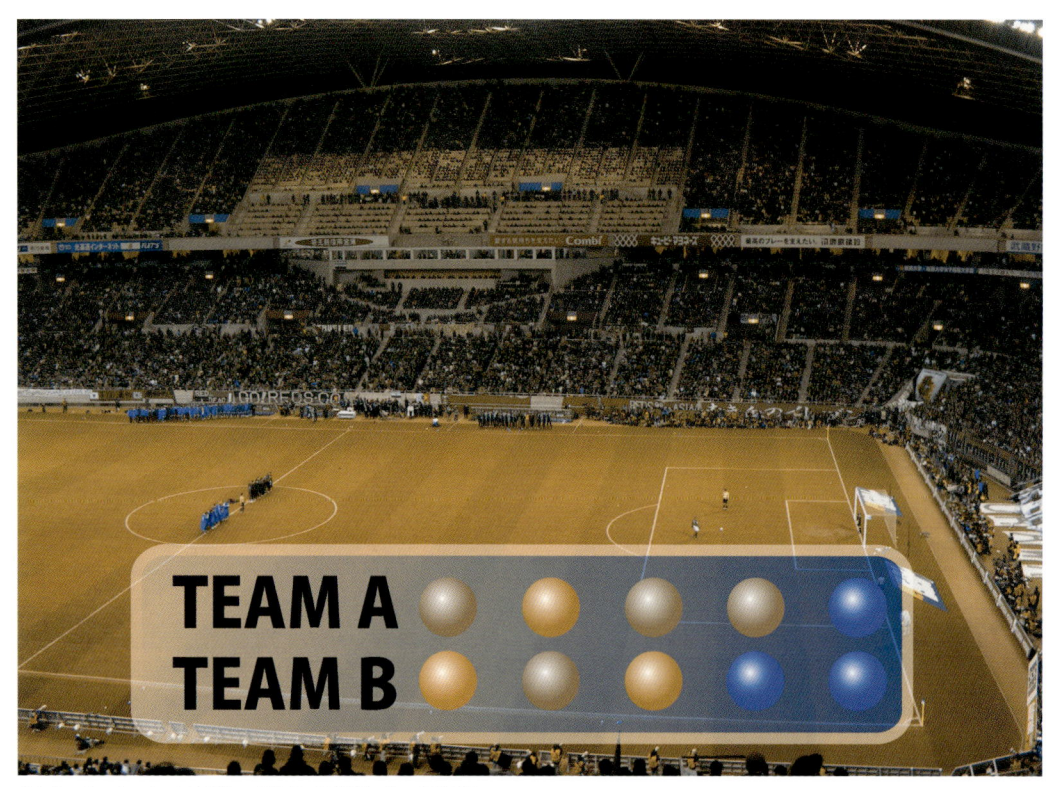

▲シミュレーション：テレビをつけたら、PK戦だった。得点が赤・失敗が緑らしい。何点取ったかは数字で分かるけど、流れが見えないよ。テレビって不公平？

●比較画像について
この色覚シミュレーション画像は強度の色弱者の感じ方を説明するもので、実際に見えている世界を再現したものではありません。色の見え方には個人差があります。
●呼称について
本書における色覚タイプの呼称はCUDOが提唱する表現に沿っています。【C型】：正常色覚者＝一般色覚者 ／【P型】(1型)、【D型】(2型)：色覚異常者＝色弱者

# 1-21. テレビのスポーツ中継の勝敗は音声で判断しています

　サッカーのテレビ中継で赤と緑を使ってPKの得点を表示していると、ずっとテレビを見るか、音声に注意して聞いていないとどっちがゴールしたのか分かりません。

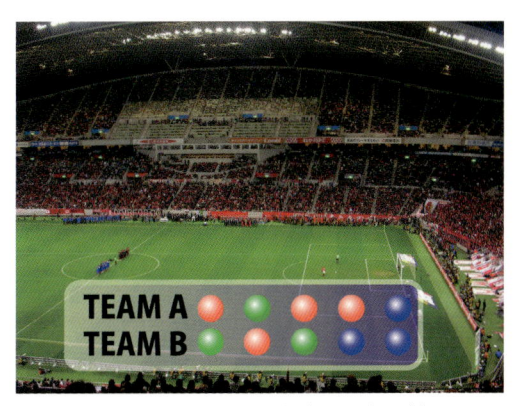

▲オリジナル：テレビのこういった色づかいは人間が決めてるのだから赤と緑でなくてもいいはず。色だけでみんなが区別できるというのは幻想なんです。津波・地震警報などのハザード放送でも、危険度数の表現に、よく色が使われていますが大丈夫でしょうか。

　テレビをつけるとサッカーのPK戦が映し出されました。今日は海外からの中継です。画面には両チームのPKの結果が表示されています。色のついた丸がならんでいます。Aチームは4個の○がつき、Bチームは○が3個ついています。Aチームはあと1回、Bチームはあと2回のチャンスがあります。でも、どちらがどれだけ点をとったのかが分かりません。なぜなら成功した場合は緑の○で、ガードされてしまった場合には赤の○になっていたのです。テレビを見続けていればキックが失敗したのかゴールしたのかが分かります。ちょっと目を離したときにも、中継の音声で判断できます。ところが、画面を続けて見ていられず、音声も聞こえない状態になると、ゴールの表示を見るしかありません。

　かつて放送局では放送内容の確認用にカラーテレビと白黒テレビを設置し、放送内容を確認していました。例えば明度が同じ水色の背景にピンク色の文字を重ねるとカラーテレビでは文字が読めても、白黒テレビではどちらも同じ灰色に見えてしまうため、文字を読むことができません。

　だからこれは白黒テレビ時代には、やってはならないことだったのです。視聴者にとっては不公平ですから、白黒テレビでも不便がないようにしなければなりません。また放送技術者・舞台美術者のベテランの方々はそういった事を理解していたために最初からそのような色づかいを避けていました。

　カラーテレビ時代になっても、白黒テレビの利用者がいるため、両方でチェックしていましたが、時代が移り、ほとんどの視聴者がカラーテレビで画面を見ている現在も白黒テレビで確認をしているのでしょうか。

　もちろん、色で情報を伝達することが最も確実で間違いがないと考えてきたのですから、それ以外の人たちに、そんな芸当が出来ないのは当然といえば当然ですね。そんなことを誰も教えてくれなかったし、せっかくつけた色で情報が伝わらないことがあるとは思っていなかったわけです。

# 地球儀の国境が分かりますか？

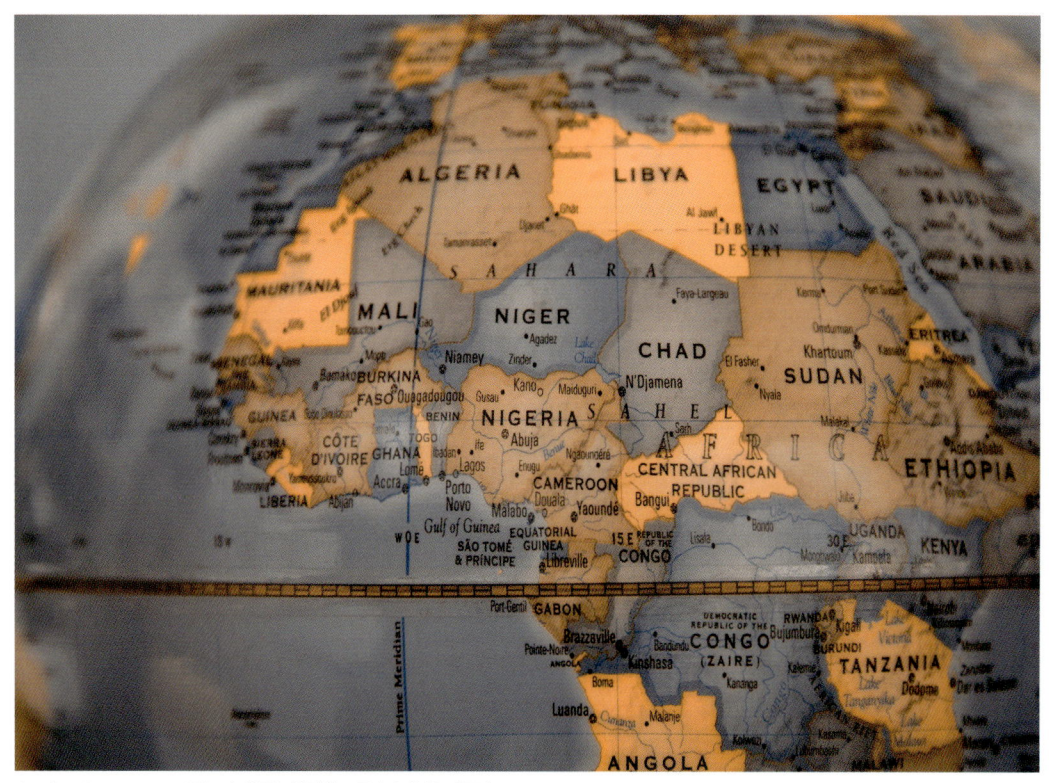

▲シミュレーション：P型の人が見た地球儀。国名や首都の場所のマークが国の色にとけ込んでしまい見えない。海・山・砂漠・高原の色などが国の色と同じものがあって分からない。

●比較画像について
この色覚シミュレーション画像は強度の色弱者の感じ方を説明するもので、実際に見えている世界を再現したものではありません。色の見え方には個人差があります。
●呼称について
本書における色覚タイプの呼称はCUDOが提唱する表現に沿っています。【C型】：正常色覚者＝一般色覚者 ／【P型（1型）、D型（2型）】：色覚異常者＝色弱者

# 1-22. 色ではなく、国境線や濃淡で判断しています

　地球儀では国ごとに色で塗り分けがされていますが、見分けにくい色どうしで塗られていると境界が分かりません。境界を強調してあるはずなのですが？

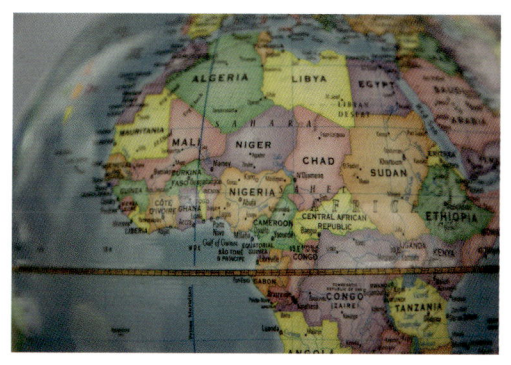

▲オリジナル：地図の上のいろいろな環境を理解する助けになればと付加情報を色で表現してしまう。海と砂漠が同じ色に見える？どうしてそんなことが起こるんですか？

　地球儀や地図の塗り分けが分かりにくいことがあります。2次元平面上にある領域図は4色で塗り分けが出来るはずなのですが、地図の場合には同じ色を使うと飛び地に見えることもあり、塗り分けは難しい技術の1つです。
　緑と、赤や茶色は色弱者にとって色相的には区別が困難です。地図の領域と線は往々にして明度も同じであることが多い上に、これまでの地図は色弱者に配慮されずに作られてしまっているために、色相が混同し明度差も無い状態のものがあたりまえです。
　ある教科書では、空中撮影された地図写真に緑と赤で境界線を引きそれぞれ別の区域を表現していました。この場合には写真と緑の線と赤い線の3つが混同してしまい、何だか分かりません。授業中に先生の話をいくら聞いても、指し示される地図が全然ダメだったらどうでしょう。自分が友達と違って見えていることを知らない場合は？
　本書を読んでいただいている多くの読者は、色弱とはどういうことなのかを詳しくはご存じない方だと思いますが、となりにいる友達に「赤い線ってどれ？」と尋ねられたら、どう答えるでしょうか。そして次に「それじゃ緑の線はどれ？」と尋ねられたら、あなたは、友達に何が起こっているのか分かりますか。今日はいったいどうしたのかと思いませんか。
　色弱者の多くは、いつもこんなふうに色の話で困っています。しょっちゅう周りの人に変な顔をされるので、そのことについて人に話す勇気も無くなっている人がいるかもしれません。めんどうなので黙って分かったふりをしていたのかもしれません。
　私の場合には、同級生に色弱の話をしても理解してもらえないので、色名を指定した会話からは逃げるようにしていました。「その赤いの取って」と言われたら無視するか聞こえないふりをする。さりげなくそれらしいのを指でさしながら、「ん？　何？　これ？」と聞いて相手の反応を見ながら指を止める。マジシャンが自分の好きなカードをお客さんに引かせるのと似たような技術ですが、地球儀で境界線を正しく判別するにも何かが必要です。

# 博物館の地図が分かりますか？

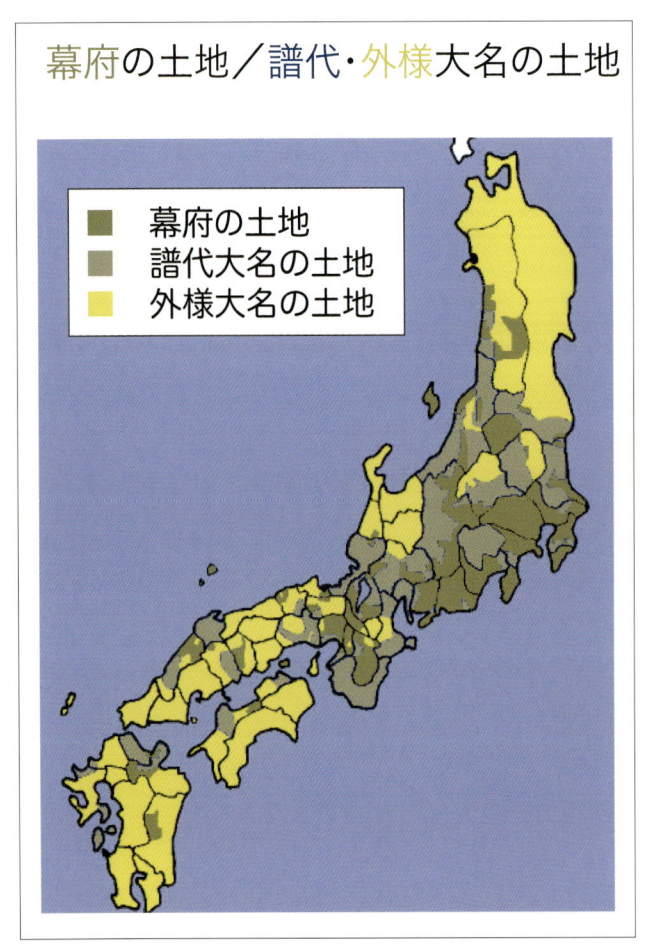

幕府の土地／譜代・外様大名の土地

- ■ 幕府の土地
- ■ 譜代大名の土地
- ■ 外様大名の土地

▲シミュレーション：P型の人が見た地図。この地図の区分けは、誰にでもいっぺんで分かりやすく説明するためにデザインしたのでしょう。そういう善意や努力が分かるだけに惜しいなあと思うんです。

●比較画像について
この色覚シミュレーション画像は強度の色弱者の感じ方を説明するもので、実際に見えている世界を再現したものではありません。色の見え方には個人差があります。
●呼称について
本書における色覚タイプの呼称はCUDOが提唱する表現に沿っています。【C型】：正常色覚者＝一般色覚者／【P型（1型）、D型（2型）】：色覚異常者＝色弱者

# 1-23. 何度もパネルを見直したりしています

　博物館や民族文化資料館などの展示では、地図やグラフなどのパネルがよく使われています。館内は暗く、淡い色で塗り分けられたり凡例表示がされているものは何がなんだか分からず、何度もパネルを見直したりします。

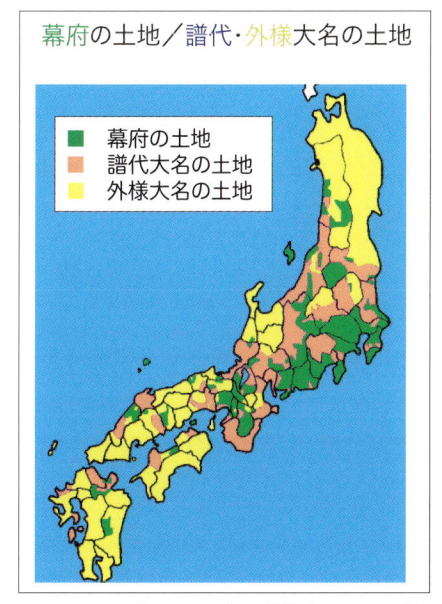

▲オリジナルの地図。それぞれの土地がどのような勢力によって管理されていたかを色で分かりやすく説明している。

　日本地図や地域の地図の中にいろいろな要素を置いて、それらを分類ごとに線で囲む、要素ごとに色をつけて説明(凡例)を書き、色づけされた要素は地図の中に置く。こういった説明図を良く見かけます。
　もし、その線の色が背景と同じ色だったら線は見えるでしょうか？　あるいは、線の色が全部同じ色に見えたら描かれた区域がどこで分かれているのかがきちんと分かるでしょうか？　また要素に付けられた色が同じ色に見えたら要素の違いが分かるでしょうか？
　じつは、多くの博物館や資料館などの展示において、せっかく作られた展示物の解説・説明のサインなどの多くはカラフルな色づかいとなっており、もしも色の識別ができなければ、どうなるか配慮されていない例が多いのです。
　大人も子供もいっしょに科学教育・歴史教育・地域文化の教育など様々な教育を行うことの出来る施設でありながら、男性の5％にもおよぶ色弱者の色の見え方に配慮されたものはほとんどありません。
　しかもこのようなサインや展示物は建物自体の案内サインと同様で、毎年変更できるとは限りません。1つの展示を数年から10年以上使うこともあるでしょう。もし問題が分かったとしても、作り直しを行うのは次回の更新タイミングになってしまいます。最近作られた施設の場合にはそれこそ10年以上先にならないと作り直しができません。展示内容が間違っていなければ、更新の予定が無いことさえあります。
　なぜこんなことになってしまったのでしょうか。人によって見える色は違うことや、見分けられる色の分類が違うことは、以前から科学的には分かっていました。しかし、専門家がいくら分かっていても、実際に絵を描く人や物を作る人に伝わっていなければ意味がありません。
　本書で使用されている色弱CUDチェックツールなどによってシミュレーション画像を作成できるようになり、ようやく誰にでも問題を認識し解決方法とその効果が分かるようになったわけです。

# 電車の時刻表が分かりますか？

▲シミュレーション：P型。赤は特急、緑は準急、黒は普通…。せっかく色分けしても、これでは色覚検査をしてるようなものです。この赤と黒が見分けにくいタイプと、この赤と緑が同じに見えるタイプ、双方がいるわけですから。

●比較画像について
この色覚シミュレーション画像は強度の色弱者の感じ方を説明するもので、実際に見えている世界を再現したものではありません。色の見え方には個人差があります。
●呼称について
本書における色覚タイプの呼称はCUDOが提唱する表現に沿っています。【C型】：正常色覚者＝一般色覚者／【P型（1型）、D型（2型）】：色覚異常者＝色弱者

# 1-24. どれがどれだか全く情報が伝わりません

　電車の時刻表は、特急・準急・特別快速・快速・各駅停車など車種の色分けと、行き先別の色分けが混在していたり、とても多彩です。しかもパステル調で塗り分けられていたりすると、全く情報が伝わりません。

▲オリジナル：鉄道の運転手には、現在まだ色覚による就業制限があるようです。でも、利用者には色弱の人がたくさんいます。おまけに、不便な目にあっていても割引券はありません。

　じつはある鉄道会社では、かつては色弱の人は採用しなかったそうです。
　時刻表の中には多くの要素がすべて詰め込まれています。急行・準急などを車種と言うそうですが、関東では西武鉄道の「特急＞快速急行＞急行＞通勤急行＞快速＞通勤準急＞準急＞各駅停車（普通と表示）」、関西では阪神電気鉄道の「区間特急＞直通特急＞特急＞快速急行＞急行＞区間急行＞準急＞普通」といった数多くの車種が走っています。
　これらの車種がどの駅に止まり、どの駅を通過するかなどの情報が、路線図には車種を色分けして記入されています。
　車両の横にも車種名が書いてあったりしますが、色だけを記憶して車種を見分けることは、私にはできませんでした。案内表示どうしの色が正確に合っていない場合も多く、色名を確認しようも無く、急いで乗ったものの目的の駅では止まらない。次に着いた駅で慌てて反対側のホームに行き戻ってきます。
　焦っているときは、普通のときには考えられない行動に出てしまうもので、このように電車を間違えては、ついに時間に遅れる。いまでこそ携帯電話で遅れることを連絡することが出来るようになりましたが、以前は大変な目にあうことがしばしばありました。
　さらに「時刻表」のお世話になることもあります。その時刻表には黒い文字で「14」と記載されている。ところが、この中にはどうやら「赤い数字」もあるらしい。しかしＰ型強度の色弱である私には黒い文字にしか見えない。なぜ急行の数字の横に「急行」と書いてもらえないのだろう。「急」だけでも良いのに。私には、赤は目立つ色であるということがどうしても分かりませんでした。赤の種類によっては暗く、黒の次に目立たない色なのです。

# 地下鉄路線図が分かりますか？

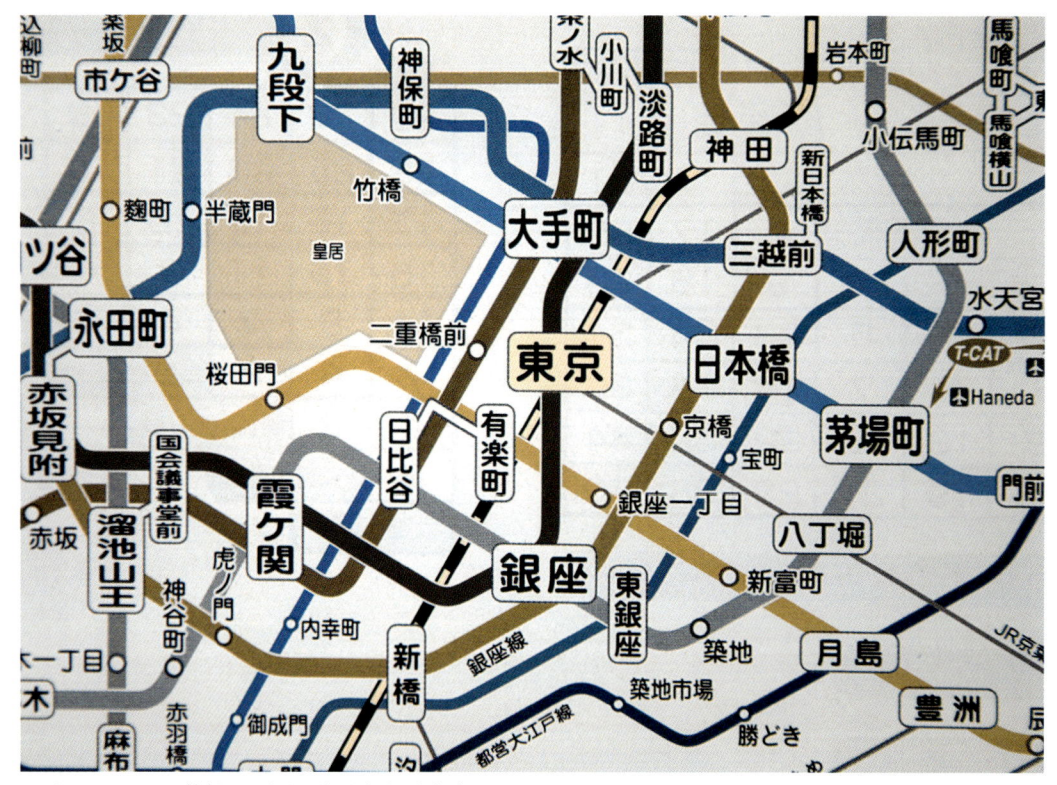

▲シミュレーション：地方にいるときはどこに行くのも車だったのに、東京に出てきて生活を始めると、13路線もの地下鉄に加え、多くの私鉄・JRの路線を覚えなくてはなりません。なかなか記憶できないので地図や掲示板に頼って移動します。しかし、色が見分けにくい場合にはどうしたら良いのでしょうか。

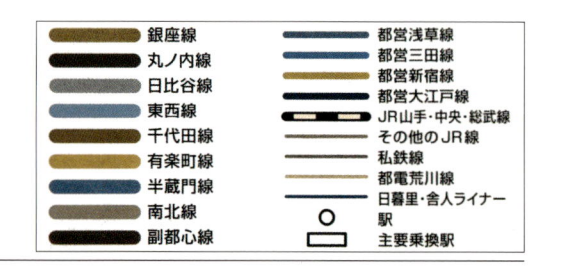

| | | | |
|---|---|---|---|
| ▬ | 銀座線 | ▬ | 都営浅草線 |
| ▬ | 丸ノ内線 | ▬ | 都営三田線 |
| ▬ | 日比谷線 | ▬ | 都営新宿線 |
| ▬ | 東西線 | ▬ | 都営大江戸線 |
| ▬ | 千代田線 | ▬ | JR山手・中央・総武線 |
| ▬ | 有楽町線 | ▬ | その他のJR線 |
| ▬ | 半蔵門線 | ▬ | 私鉄線 |
| ▬ | 南北線 | ▬ | 都電荒川線 |
| ▬ | 副都心線 | ▬ | 日暮里・舎人ライナー |
| | | ○ | 駅 |
| | | ◎ | 主要乗換駅 |

●比較画像について
この色覚シミュレーション画像は強度の色弱者の感じ方を説明するもので、実際に見えている世界を再現したものではありません。色の見え方には個人差があります。
●呼称について
本書における色覚タイプの呼称はCUDOが提唱する表現に沿っています。【C型】：正常色覚者＝一般色覚者 ／【P型（1型）、D型（2型）】：色覚異常者＝色弱者

# 1-25. 色だけでは分からず何度も乗り間違えています

　東京の地下鉄路線図です。これだけ多くの路線と多くの駅が1枚の中に表示されると、C型の人にとっても相当見分けにくいそうです。そこで情報を色に乗せる「色分け」という便利な伝達方法が加わったのですが、C型以外の人には使えなくなってしまいました。

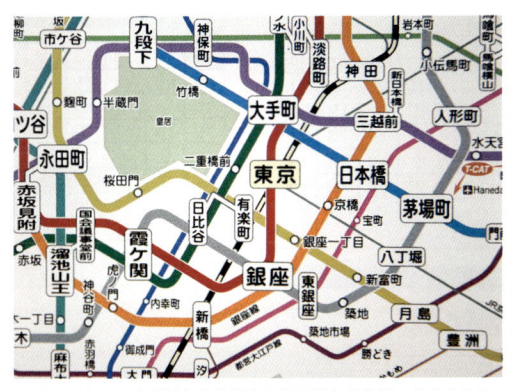

▲オリジナル：東西線と南北線や千代田線と南北線の色はむしろC型の人の方が見分けにくかったという調査があります。色弱の人がこの組み合わせを間違えることはありません。色弱者の方が見分けが得意な色の領域に属しているからです。

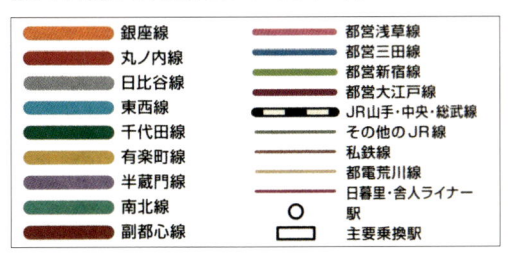

| 銀座線 | 都営浅草線 |
| 丸ノ内線 | 都営三田線 |
| 日比谷線 | 都営新宿線 |
| 東西線 | 都営大江戸線 |
| 千代田線 | JR山手・中央・総武線 |
| 有楽町線 | その他のJR線 |
| 半蔵門線 | 私鉄線 |
| 南北線 | 都電荒川線 |
| 副都心線 | 日暮里・舎人ライナー |
| | 駅 |
| | 主要乗換駅 |

　地方から出てきたある男性色弱者は、東京で初めて地下鉄に乗りました。せっかく覚えた東京の地理でしたが、しばらくして郷里に戻り1997年に再度上京したら、いつの間にか南北線はできているし、乗り入れ路線が拡大しているし、そのうち大江戸線はできるわで、増加・拡大する地下鉄システムの全貌を覚えることが困難になってきました。

　また都営線とメトロ線合わせて13路線もあるために、路線図を見ても、どこの駅で何線に乗り換えればいいのかとか、行き先の駅が何線にあるのかを見分けることが出来ません。地下鉄路線図が見分けにくいということについてインターネットで議論されたり、色弱者の集まりで話題にはなりましたが、ではどうしたら良いのかという具体的な話には至りませんでした。

　「だいたい13路線もあったら見分けやすい色づかいによる塗り分けなど出来ない」といった意見もありました。この地下鉄路線図が見分けにくいという問題は、少なくとも1975年当時からありましたが、もっとさかのぼれるものかもしれません。

　とにかく、1997年にはすでに色弱者だけでなくC型の人にとっても見分けにくい路線図になっていました。見分けにくさを解消する方法はいくらでもあったはずなのですが、路線の分類と参照を色分けでおこなったために、見分けやすい色を使い果たすと緑と青緑や水色と青のようにC型の人にとっても見分けにくい色を選ばざるを得ないことになったようです。

　この仕様の地下鉄路線図をCUDチェックしてみると、だいたい4種類くらいの路線しか見分けられないことが分かります。実際には明暗の差で少しは分かるのですが、この中で色だけに頼って路線を追いかけることは、とても大変です。

　しかも、この地図の見分けにくさというのは、色弱の人だけの問題ではありません。高齢者、外国人、地方出身者やC型の人にとっても見分けにくい地図になっていないでしょうか。

# 大事な情報が伝わっているでしょうか？

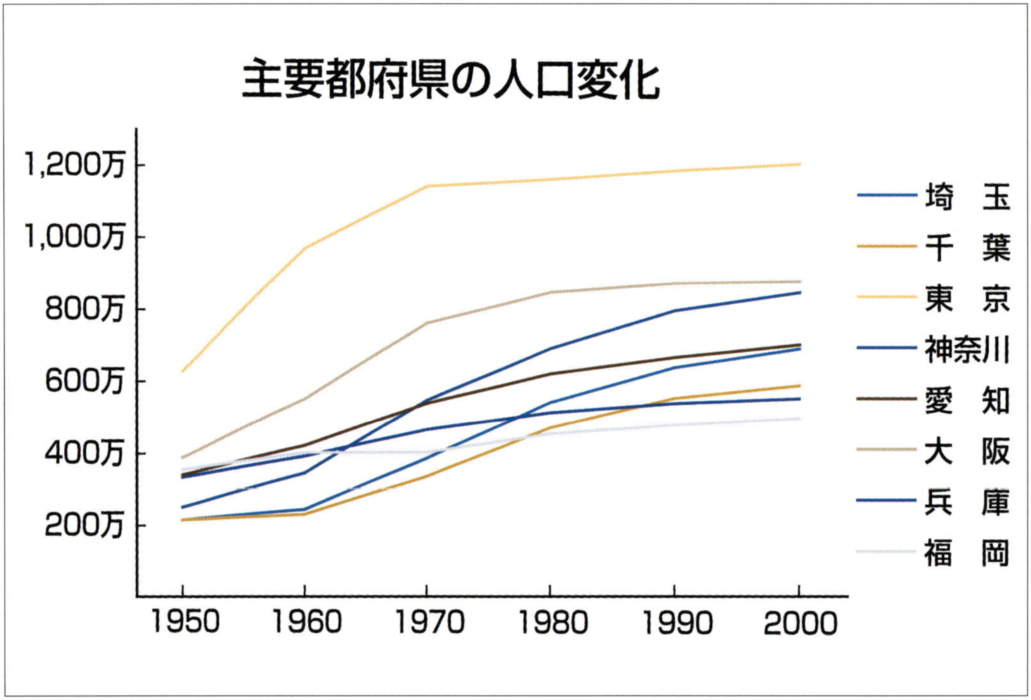
主要都府県の人口変化
1,200万
1,000万
800万
600万
400万
200万
1950
1960
1970
1980
1990
2000
埼　玉
千　葉
東　京
神奈川
愛　知
大　阪
兵　庫
福　岡

▲シミュレーション：せっかく作ったのに残念です。あなたの言っていることは意味が分かりません。どの線がどこの都市を示しているのか。時間がたくさんあれば見てあげたいのですが、あなただけに特別に時間をさいてあげることはできないのです。

**●比較画像について**

この色覚シミュレーション画像は強度の色弱者の感じ方を説明するもので、実際に見えている世界を再現したものではありません。色の見え方には個人差があります。

**●呼称について**

本書における色覚タイプの呼称はCUDOが提唱する表現に沿っています。**【C型】**：正常色覚者＝一般色覚者 ／ **【P型**（１型）、**D型**（２型）**】**：色覚異常者＝ 色弱者

# 1-26. カラフルなプレゼンの情報量はゼロ

　パソコンによる自作のプレゼンが多くなり、好きな色を好きなところに付けられるようになりました。グラフも初期設定のままの塗り分けで使ったり、自分で着色したりしてカラフルです。しかし、そのプレゼンやパンフレットを見る人に情報は伝わっているでしょうか？

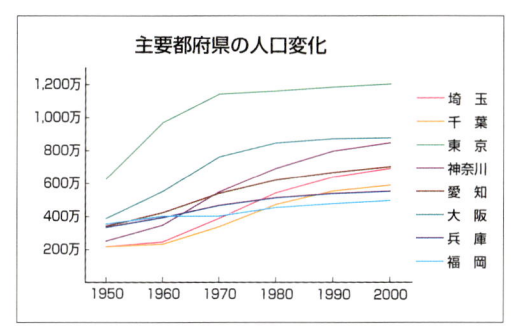

▲オリジナル：人が人に情報を伝達するのは、分かってほしいから、自分の考えを広めたいからなのでしょう。使っている言葉が違う国の人に説明するときにはどうしますか。自分の国の言葉で説明はしないでしょう。相手に分かる方法で説明するのではありませんか。色も同じことなのです。

　私たちはビジネスに限らず、いろいろな数値情報を分かりやすく間違いが無いよう伝えるために、図で表示したりグラフで表したりします。以前はグラフ用紙に三角定規や分度器にコンパスを使って10分もかけて1つのグラフを作りましたが、近年は表計算ソフトなどであっという間に作れるようになりました。

　ところが、こんなに便利になったのに、近頃見づらいグラフが増えたように思います。20年ほど前に作成された「資料の作り方」の参考書が手元にあるのですが、これを見ると書籍自体が全ページ白黒です。円グラフや棒グラフの作り方、塗り方がすべて白黒で表されています。見た目の安定性のために、棒グラフなら上から下にむけて、円グラフなら時計回りにだんだん暗くなるように塗り分けよとされています。項目数が多くなった場合には模様を3段階ごとに変えたパターンで繰り返すといった技術がいろいろ紹介されています。これは色弱の人にも見分けやすいものです。

　よく使われている表計算ソフトのグラフは「白黒印刷」オプションを設定すると、自動的に見分けやすい模様で塗られたグラフを作ってくれるのですが、あまり知られていないようです。何かを伝えるために資料を作成して、プレゼンテーションソフトで説明したり、カラー印刷物で説明することが一般的になりました。最も大切なことを「分かりやすく」説明しようと努めます。しかしせっかくの意図が相手に届いていないかもしれません。

　色弱の私たちは情報を正しく得られないかもしれないという心配をしながら生活していますが、自分にとって必要だと思うことについては良く注意したり、時間をかけることで様々な補完情報から内容を得ることは可能です。しかし、情報を発信するC型の人は、自分の情報が色弱の人に伝わってないことを知りません。

　色の見え方は世界中の人類全員が同じで、色を使うことが最も短時間で正確に伝わる方法だと思ってはいないでしょうか。それは大きな間違いで、じつは何も伝わっていないかもしれないのです。

# 電光掲示板が分かりますか？①

| 列車名 | 列車番号 | 発車時刻 | 行　先 | のりば | |
|---|---|---|---|---|---|
| のぞみ | 1 | 6:00 | 博　多 | 14 | 自由席 1-3 号車 |
| のぞみ | 3 | 6:16 | 博　多 | 18 | 自由席 1-3 号車 |
| こだま | 561 | 6:23 | 名古屋 | 15 | 自由席 1-7,13-15 号車 |
| ひかり | 361 | 6:36 | 岡　山 | 17 | 自由席 1-5 号車 |
| のぞみ | 5 | 6:50 | 博　多 | 14 | 自由席 1-3 号車 |
| こだま | 531 | 6:56 | 新大阪 | 18 | 自由席 1-7,13-15 号車 |

東海道・山陽新幹線　発車ご案内
Tōkaidō, Sanyō Shinkansen Departures

▲シミュレーション：「ひかり号」だけ「のぞみ」や「こだま」より少し暗く見えるので、もしかしたら赤なのかなと思っていました。人に聞いて3色あるのを初めて知りました。どう見ても、せいぜい2色ですねえ。

●比較画像について
この色覚シミュレーション画像は強度の色弱者の感じ方を説明するもので、実際に見えている世界を再現したものではありません。色の見え方には個人差があります。
●呼称について
本書における色覚タイプの呼称はCUDOが提唱する表現に沿っています。【C型】：正常色覚者＝一般色覚者　／【P型（1型）、D型（2型）】：色覚異常者＝色弱者

# 1-27. 強調したいところを赤で表示しても分からない

　この掲示板は、C型の人には電車の種別で色分けされていて分かりやすいのでしょう。しかし、私には赤・オレンジ・黄色・黄緑・緑のLEDは、事実上「同じ色」にしか見えません。せいぜい2色あるのが分かる程度なんです。

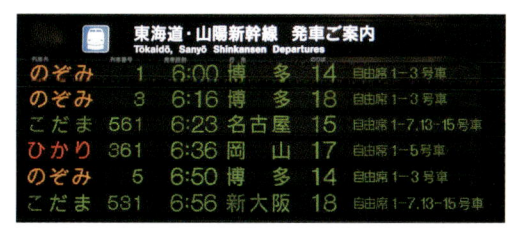

▲オリジナル：ちゃんと「のぞみ」「こだま」「ひかり」はそれぞれ色分けしてあります。加齢や色覚によって見分けられない人がいるならば、できるところから改善してゆきたいと考えています。

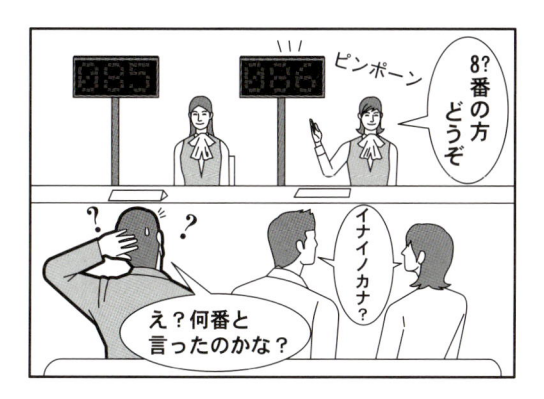

　光る物は印刷物と異なる特性を持っています。印刷物で表す黄色は光の黄色と近いところにありますが、印刷物の緑は光の緑とは少し違うポイントにあります。色弱の人にとって印刷物の黄色は緑と区別できても、黄色のLEDと緑のLEDは区別が困難です。
　P型の人は長波長の赤LEDがC型の人よりも暗く見えています。D型の人は逆に少し明るく感じるようです。
　交通機関の券売機や銀行・病院の順番待ち呼び出し機の表示で、黒い背景の中に赤い数字が光って浮かび出るものがありますが、私たちには暗く見えるため、目を近づけてみたり、手で周囲の光を隠したりしてなんとか見ようとします。呼び出しの時にたまたま聞こえなかったりすると、番号が見えないので、もういちど呼び出されるまでひたすら待っていたりします。
　これも、強調したいところを「赤LED」で表示すると万人に目立つようになるという勘違いが生んだ欠陥表示の1つです。
　C型の人が「赤」と呼ぶ範囲は結構広く610〜780nm（ナノメートル）、またJIS安全色で規定されている「赤」にも幅があります。その中にはP型の人にとっての「赤外線」となる領域も入っています。このような領域の「赤」を使用すると、P型の人には暗くて見えないわけです。そこで現在の交通信号機では、P型の人の「赤外線」領域の赤LEDは使わないようにしています。
　さらに、欧米の規格では使って良い「赤橙」を赤のLEDとして定義しています。この領域の「赤」であればP型にとってもきちんと点灯していることが判断できます。輸出を考えるメーカーはLEDの標準的な規格について色弱者への配慮とともに、国際的な規格も押さえておく必要があると思われます。
　これらLEDの色はどれもが見分けられないのではなく、色弱者には見分けやすい色の組み合わせもあるので、そのようなセットを使うと良いでしょう。

# どこが混雑か渋滞なのか分かりますか？

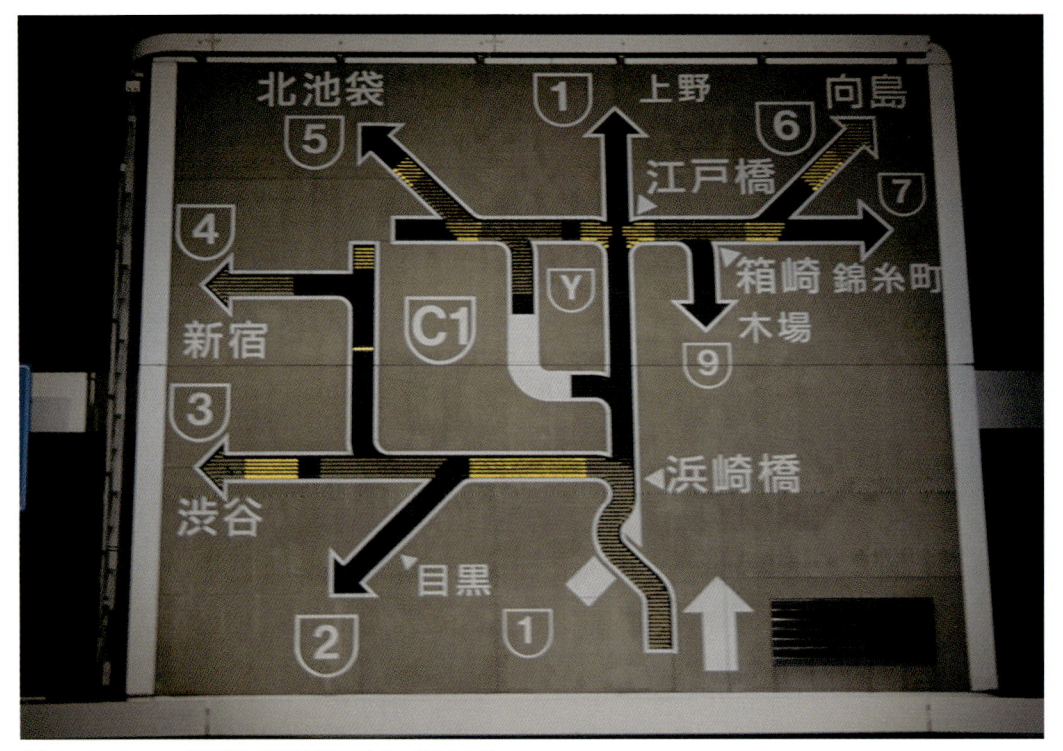

▲シミュレーション：高速道路の渋滞を避けるために分岐点の手前には渋滞情報の電光掲示板が設置されています。この掲示板は色弱者のタイプによって、「渋滞の赤」が点いているように見えにくかったり「渋滞の赤」と「混雑のオレンジ」が似て見えたりします。

●比較画像について
この色覚シミュレーション画像は強度の色弱者の感じ方を説明するもので、実際に見えている世界を再現したものではありません。色の見え方には個人差があります。
●呼称について
本書における色覚タイプの呼称はCUDOが提唱する表現に沿っています。【C型】：正常色覚者＝一般色覚者／【P型】(1型)、【D型】(2型)】：色覚異常者＝色弱者

# 1-28. 混雑も渋滞も同じ色、一瞬だからなおさら見えない

　電球の赤と黄色は同じ色にしか見えないので、高速道路に入る前に、どこが混雑しているのか、渋滞しているのか分かりません。仕方がないので高速に入らないとか、そのまま渋滞している方に流れていってしまう事がよくあります。

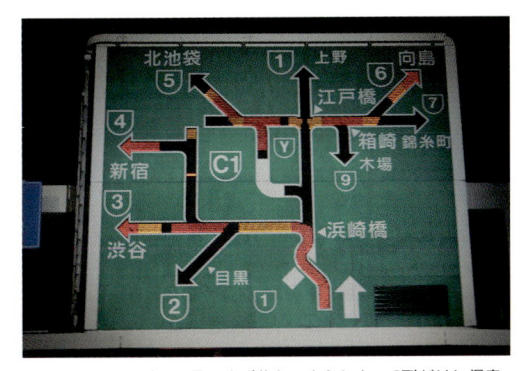

　高速道路の混雑案内板は、赤色とオレンジで混雑の度合いを変えて表示しています。赤い部分はより車が動かない状態のようです。色以外に文字の表示などはありません。せっかく作られた案内板ですが、私はずっとそのような違いがあることに気がつきませんでした。同乗者が「すごい渋滞だ」と言っても、なぜそんなことが分かるのか、長い間分かりませんでした。

　赤色や黄色は色弱者にとっては同じ色相に見えます。さらにP型の人にとって、見えにくい赤色が使用されている場合は、点灯しているようには見えないこともあります。

　この電光掲示板は何のために作られているのでしょうか。掲示板を見た運転手が渋滞している高速道路への進入を控えることで、渋滞状況をより悪くしないためのものであり、また逆に高速道路が空いている時には、空いている高速道路の利用を促進するために役立つものでもあります。どちらの情報伝達も移動円滑化のために作られているわけです。

　このような掲示の場合には、色が見分けられないからといって事故を起こすような危険性はありません。「なんだか混んでいるようなので高速に乗るのはやめよう」という意識が働けば、電光掲示板の本来意図することは達成できるかもしれません。しかしP型の人に見えづらい赤色を使った場合には、混んでいることが分からないために、渋滞を促進してしまう可能性があります。特に古い渋滞表示板にこの傾向が見られます。

　現状改善のためには、このような問題解決のできる「色弱者」を交えた「表示の研究」をしっかりと行い、様々な使用条件を想定しながら、使用するLEDやカバー類などの選択を行うと良いでしょう。実際にはそのような研究をしっかりと行っている電光掲示板の製造会社も出てきています。一般道路用の表示看板も近頃「あ！　赤だ！」と感じられるものが設置されるようになってきました。

▲オリジナル：パッと見てすぐ分かるようにと、C型だけに得意な領域である「赤」「黄」「緑」系の分類色が使われています。この領域の色を選ぶ場合には各タイプの「色弱者」を参加させなくてはなりません。「色弱者」は、交通標識類における「問題解決者」でもあり「当事者」です。

# 電光掲示板が分かりますか？②

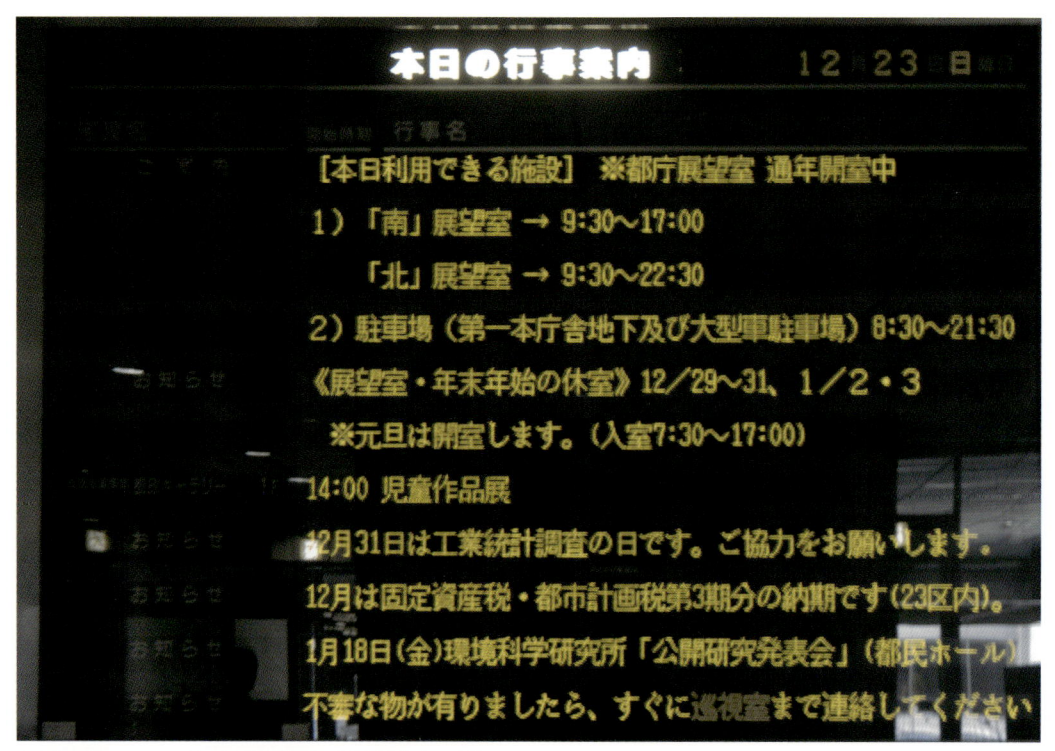

▲シミュレーション：せっかく色で強調できる設備なんですが、赤が見えないんです。「すぐに■■■まで連絡してください。」■は赤なんですが、モザイクがかかった文字のようです。本日の日付や、大事なキャッチフレーズや強調したい連絡などが赤で書かれていては伝達されてきません。

●比較画像について
この色覚シミュレーション画像は強度の色弱者の感じ方を説明するもので、実際に見えている世界を再現したものではありません。色の見え方には個人差があります。
●呼称について
本書における色覚タイプの呼称はCUDOが提唱する表現に沿っています。【C型】：正常色覚者＝一般色覚者／【P型（1型）、D型（2型）】：色覚異常者＝色弱者

# 1-29. 大事なところがほとんど見えていません

　官公庁のロビーには本日の行事案内が電光掲示板で表示されていますが、大事なところを赤色で目立たせています。ところが、色弱者にはほとんど見えていない場合があります。大事な事が伝わらないのです。

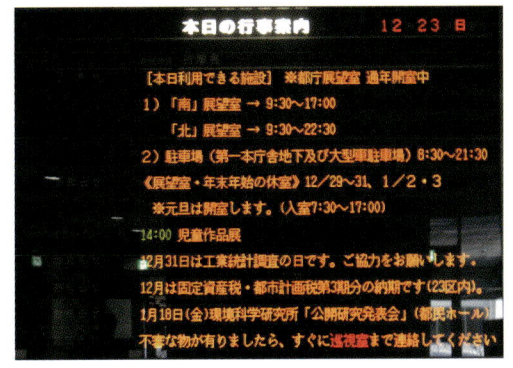

▲オリジナル：色相を自由に変えることができる掲示板なら真っ赤を使わずに、赤橙に変えることで対応できます。対応できない場合には赤で強調することはやめて、「」でくくって強調するといった方法をとったほうが良いでしょう。

　目を細めてみる、近づいてみる、角度を変えてみる。見えにくい物があると人はそうするのだと思います。しかしこれは深刻です。なぜなら、「赤い光る文字」には全く読めないものがあるからです。

　電光掲示板では、表示可能な面積などの事情から、文章は手短に書かれていることが多いようです。言葉の数が少なく、なおかつ、暗い文字の箇所には特に重要な言葉が入っています。少ない言葉を前後の文脈から想像して埋めることは、困難です。

　これらの問題の中心にあるのは、やはり「赤」は目立つというC型の特性です。このようなことが起きてしまったのは、これまで誰も「異」を唱えなかったからでしょうか。多彩な色のLEDを使用した掲示板が作られるようになったのは、それほど昔のことではありません。庁舎や公民館で、このような電光掲示板をよく見かけるようになったのはここ最近のことです。施設を新しくしたタイミングで、その時々の新しい技術を採り入れて作られるものだったのでしょう。

　90年代には、色弱者には見えにくいものがあるということが、あまり知られていませんでした。「見えづらい」と声を上げてもどうにもならず、何がどのように見えづらいのかを上手に説明する方法もありませんでした。その頃はまだ色弱の治療をする医者（実際は多様性なので治療できません）がいた頃でした。何がどのように見分けにくいかという研究は、専門家の中でしか知られていませんでした。

　研究者や専門家には、印刷物と光源の色の違いや色弱の人が見分けにくい色のルールなどは分かっていても、大多数の設計者やデザイナーには伝わっていませんでした。それ以前の時代では、何でも色を付ければよいというものでも無かったわけです。これは、青色LEDが出てくるまでの期間、大量生産で安価になった緑・黄・赤LEDがどんどん使われていた時代の、負の遺産かもしれません。

# 公衆電話の色は何色？

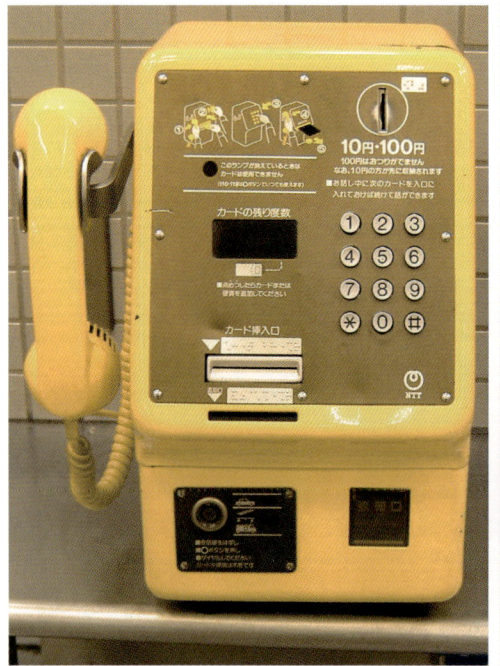

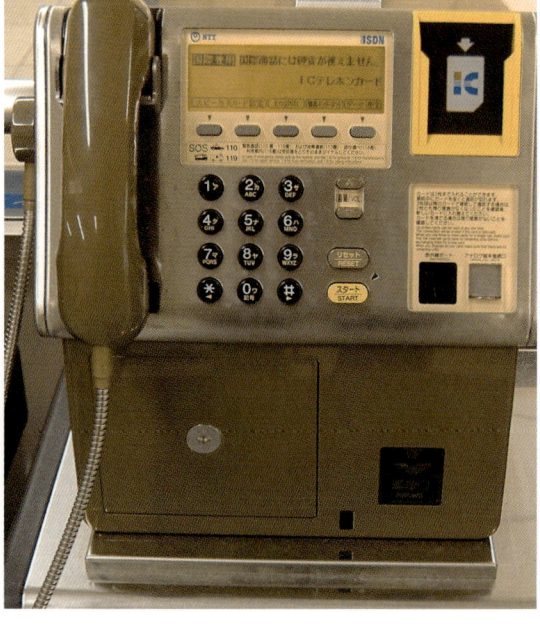

▲シミュレーション：緑・黄色・オレンジ・赤にいたる色を「あかみどり系」と呼んで良いですか？　色弱者にとって黄緑・オレンジ・茶色・肌色・ピンク・きつね色・朱色などはすべて「あかみどり系」です。でも「朱色」と「紅色」は相当違う色に見えます。「緑」と「青緑」は違う色で、「青緑」はどちらかといえば「青」の仲間です。「紫」というのは濃い「青」ですね。

●比較画像について
この色覚シミュレーション画像は強度の色弱者の感じ方を説明するもので、実際に見えている世界を再現したものではありません。色の見え方には個人差があります。
●呼称について
本書における色覚タイプの呼称はCUDOが提唱する表現に沿っています。【C型】：正常色覚者＝一般色覚者／【P型（1型）、D型（2型）】：色覚異常者＝色弱者

# 1-30. 色の名前で物を指定すると伝わらないことがあります

　自分の経験から想像して、明るく鮮やかな緑は黄色と間違えてしまい、暗いオレンジは緑と間違えてしまうことが多いのです。

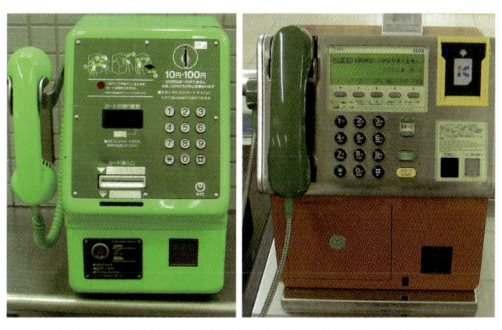

▲オリジナル：人は、赤・黄・緑・青にいたる色の並びで、それぞれの明るさや鮮やかさによって、自然な感じに見える物と不自然に見える物があり、使用する色には一定の法則があります。ところが新鮮な感じのするデザインにはこの法則を破っている物があります。

　色は明るさと彩度などによってずいぶん違って見えるのですが、色には色名以外にも○色系といった分類方法があります。色覚型によって、このような分類の仕方も、ある色は微妙に、またある色は大きく異なって感じられます。

　P型の人にとって「緑」は暖色系ですが、C型の人たちは寒色系だと言います。私は緑は暖かいイメージだと思っていました。子供の頃からそう感じているのに、このことについて話しあえる相手は、長い間どこにもいませんでした。

　私の場合には、母が色覚のことを勉強してくれて、いろいろな相談に乗ってくれました。人にはなんだか不思議なことがお互いにあるらしいという事で納得していました。

　しかし色弱者が、CUDOの伊藤啓が提唱した「あかみどり系」の色の概念や、簡易判別方法といった概念、さらに、色を見分けるためのいろいろなツールを幼いときから持っていれば、もっと色に対しての興味が出ていただろうと思うと、とても残念です。

　見分けやすい色づかいの社会が出来たとしても、色弱の人の色の見え方が変わるわけではなく、日常的な会話などでは、色による情報伝達が行われる状況は変わらないでしょう。

　私達の時代、色覚検査の方法などに問題はありましたが、早い内に自分の色覚について知っていたことは役に立ちました。色弱であることが分かっても何ひとつ良いことがなく、差別を助長させるだけではよくないと思いますが、そのような問題を無かったことにしてしまうと、世の中はこの問題を知らないままになってしまいます。

　比較的弱度の色弱の人にはさほど不便ではないかもしれませんが、同じ色弱の人でも強度の人もいますので、誰にとっても見分けやすい色づかいの社会を作ってゆくためには、事実を広く知ってもらわなければなりません。そのためには、自分がどのような色覚であるかを正確に把握しておく必要があり、検査の結果、自分の特性を正確に把握することが出来るようになります。

# 携帯電話の画面が分かりますか？

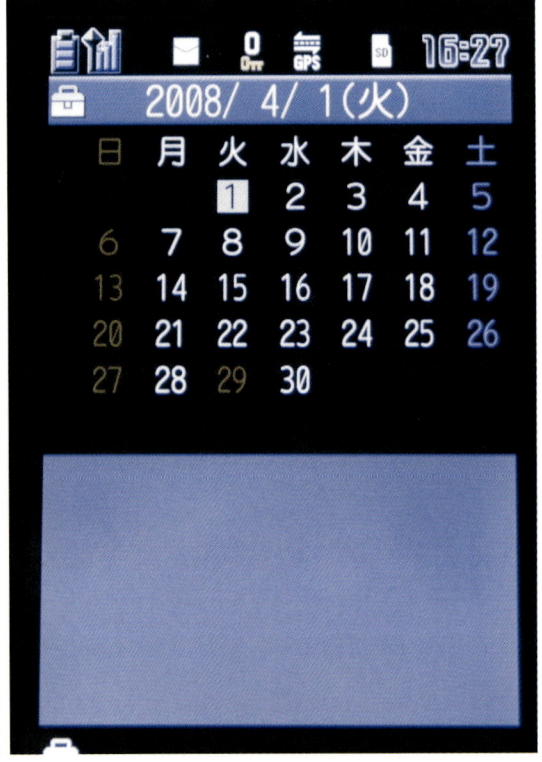

▲シミュレーション：休日が赤で平日が白の場合には、赤は暗いが分かりやすい。

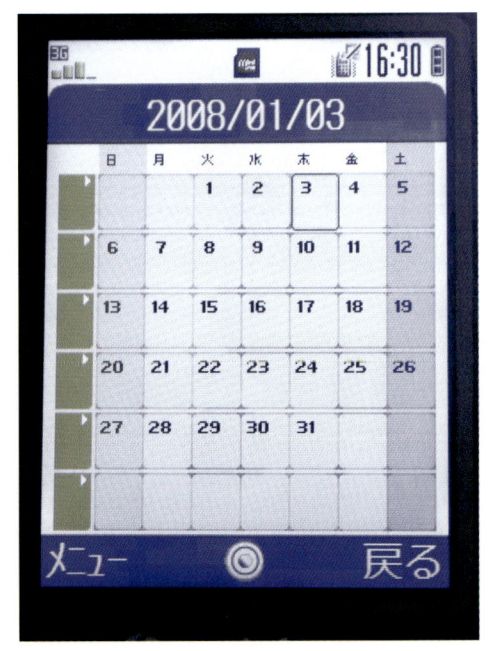

▲色弱者には祝日と休日が分かりにくい。

---

●比較画像について
この色覚シミュレーション画像は強度の色弱者の感じ方を説明するもので、実際に見えている世界を再現したものではありません。色の見え方には個人差があります。
●呼称について
本書における色覚タイプの呼称はCUDOが提唱する表現に沿っています。【C型】：正常色覚者＝一般色覚者　／【P型（1型）、D型（2型）】：色覚異常者＝色弱者

# 1-31. 機能が多くても、私たちには使えません

　携帯電話のカレンダーのカラー画面は数種類のパターンから選択できるので、色弱者にも見やすいものがあるかもしれないと、いろいろ見てみましたが、休日が見分けやすいものは少ないのです。これまでは、本体を買い換えなくてはなりませんでした。

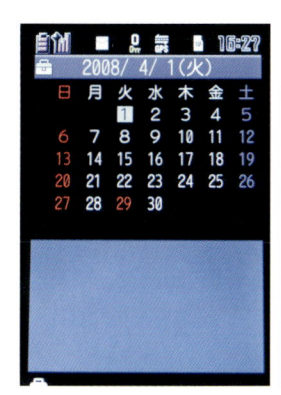

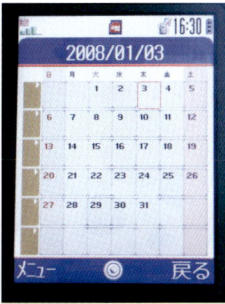

▲オリジナル：携帯電話などを購入して、失敗したなと思うことがあります。以前は充電中と充電完了で色が変わる製品と、配慮された製品がありましたが、近頃は配慮された商品が主流となりました。実際にカレンダーなどのアプリケーションがどんな色づかいになっているか、カタログに載っているでしょうか。本書が出る頃には改善されているでしょうか。

　公共サインのように１つのものを様々な人が共有する場合には、多様な色覚の人がお互いに配慮し合って見やすいものを作ることになります。では携帯電話の画面やパソコンの画面、カーナビの画面などはどうでしょうか。
　個人が使う物の場合には、それぞれの人が自分にとって最も使いやすいものに設定することが可能です。自分の好みや見え方に合わせて、コントラストや明るさを変えたり、文字の大きさを変えられることは、あたりまえになったと言えます。コピー機などの中にも操作画面の色づかいが個人設定できる製品が出てきています。
　非常に多くの台数が販売されている携帯電話ではどうでしょうか。携帯電話の機能が高くなるにつれ、様々な画面が用意されてきていますが、色づかいの設定に関しては、まだまだ良い物が少ないのです。
　必要以上に色を使っていたり、Ｐ型には黒っぽく見えてしまう赤色が使われていたり、見分けにくい色のセットが背景と文字、選択中の文字の色などに使われていて、とても使いづらいものがあります。そのため、やむなく使いにくさには目をつむって、良さそうなものを選んで使うということになってしまうのです。
　パソコンなら、いろいろなツールを使って自分専用の画面や色づかいをある程度コントロールすることができますが、携帯電話のほとんどの機種ではそのようなことができません。しかもカタログには、詳しい画面の色づかいパターンが掲載されておらず、買ってみるまで見ることができなかったりします。
　このようにカスタマイズ可能な製品で、色づかいの設定ができるようになっていれば、「色弱の人にも使いやすい携帯」ということになり、日本に約320万人いると言われている色弱の人にアピールできる製品になるのですが、このような携帯電話はまだ出ていません。
　アップル社のiPhoneのように、好きな機能を入れ替えられる端末では、色弱者に便利なツールが出ていて助かります。

# 第2章
## どうしてそんな事が起こるのですか？

# 色の見え方はどうやって説明したらいいの？

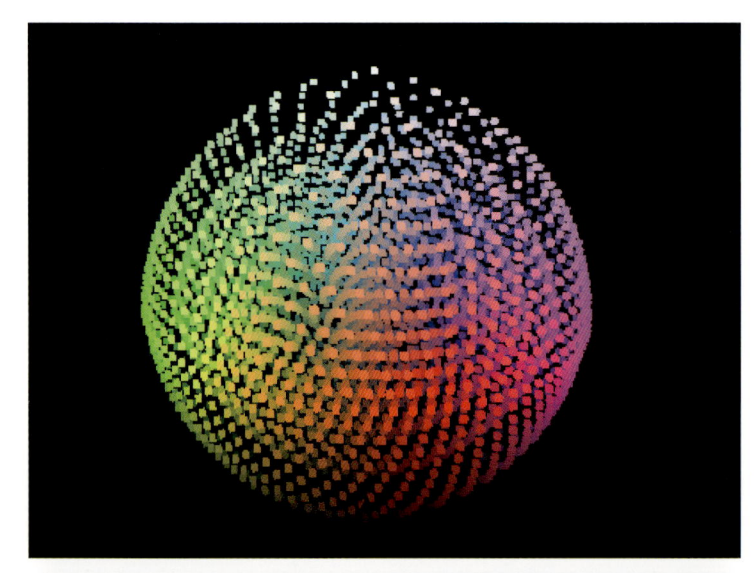

◀オリジナル：C型の感覚で見た、色を体系的に表す色立体。色は少なくとも3次元以上で表す必要がある。（画像解析プログラム「FreeimageAnalyzer」による）

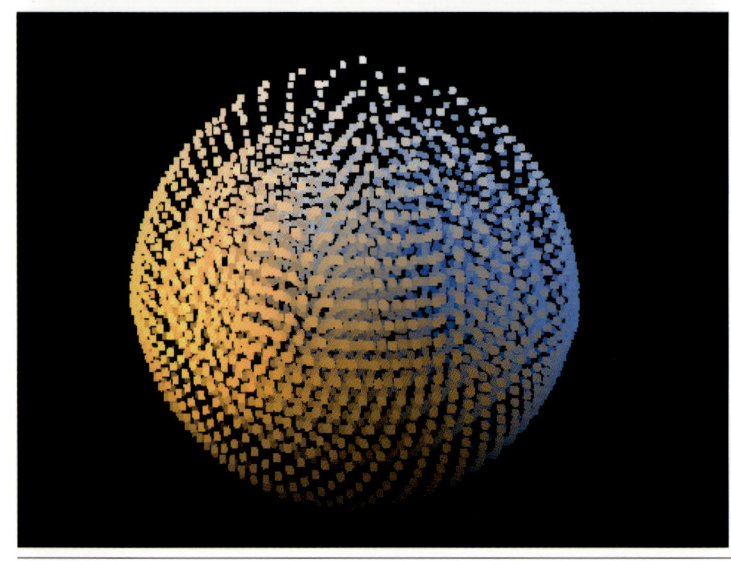

◀シミュレーション：同じ画像をP型が見た場合。色覚型によって、色の体系が異なっていることが分かる。見分けられる色が無いわけではない。

●比較画像について
この色覚シミュレーション画像は強度の色弱者の感じ方を説明するもので、実際に見えている世界を再現したものではありません。色の見え方には個人差があります。
●呼称について
本書における色覚タイプの呼称はCUDOが提唱する表現に沿っています。【C型】：正常色覚者＝一般色覚者／【P型】(1型)、【D型】(2型)】：色覚異常者＝色弱者

## 2-01. 色とは何か

　色には物体としての実態はありません。では色とはいったい何でしょうか。色とは、光の電磁波が振動して作る波を、人間が脳で認識することで起こる感覚です。

　太陽が放射する電磁波の中で、人間が見ることの出来る範囲を可視光領域と言います。可視光線の中でも、光の波長によって、知覚される色が変化します。
　赤・橙・黄・緑・青・藍・紫の順番に、振動数が高くなり、波長は短くなります。これらの可視光線が物に反射・透過して目に入り、それを脳で感知することで「色」の感覚が生まれます。
　青く見える物質は、可視光線の中の青い光以外を吸収してしまう物質です。絵の具が赤く見えるのは、絵の具に含まれる顔料などの物質です。赤い光だけを反射させ、その光が目に入るからです。こうした物質の持つ特性が物の色を決めています。
　また電球やLEDなど太陽以外の光源から出る光は、光源色として色を持っています。光源体は特定の可視光を出し、物の色を変化させます。人が感じる色の特性には、色相、明度、彩度の3つがあります。
　色相とは、赤、青、緑といった色味の違いです。明度とは、色の明るさ暗さの度合いです。赤と呼ばれる色でも、真紅のような暗い色もあれば、朱に近い明るい赤もあります。同じ色でも明るい色と暗い色があるわけです。
　彩度とは、色の鮮やかさを表します。彩度が高いほど鮮やかさは鮮明になり、低いほどモノクロに近づきます。この3つの属性をマンセルという人物が立体で表す試みをしました。マンセルの色立体です。日本ではこの色立体を元にJIS（日本工業規格）によって「JIS標準色票」が定められており、あらゆるデザインの場で役立てられています。

# 色はどこで感じているの？

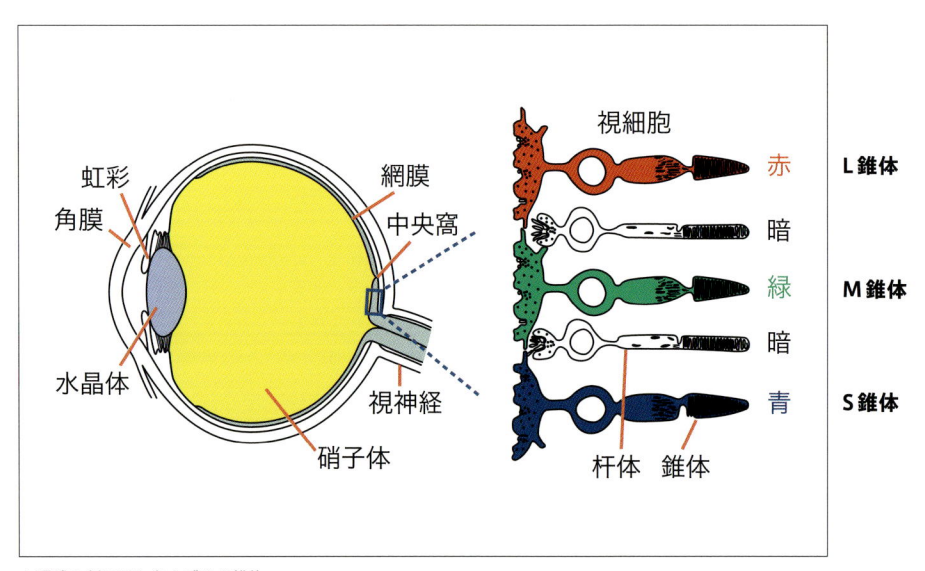

▲眼球の断面図と色を感じる錐体。

## 2-02. 色を認識する仕組み

　太陽などの光が印刷物などにあたって反射したり透過した光は眼に入ります。眼に入った光は、網膜、視神経を経て脳に送られます。このような仕組みで私たちは色を感じることができます。

　まず、眼の中に入った光は、角膜と呼ばれる組織の中を通過し、瞳孔を通り抜けて、水晶体を通過します。そして光は、網膜と呼ばれる薄い膜に到達します。網膜はカメラで言う、フィルム部分にあたります。網膜は10の層に分かれていて、いちばん奥の層に、脳に信号を伝える細胞があります。色を感じる錐体と、微弱な光を感知する杆体と呼ばれる視細胞です。真っ暗な中でも光を感じることができるのは、杆体の機能によるもので、杆体は約2億個あると言われています。色を感じる錐体は杆体より少なく約700万個。錐体には青を強く感じるS錐体、緑を強く感じるM錐体、赤を強く感じるL錐体の3種類があります。

　錐体の細胞には、それぞれ特定の色を特に敏感に察知する錐体色素と呼ばれる物質が含まれており、光を吸収することで錐体を興奮させ、その刺激を中枢に伝えます。S錐体は、青い光の量が多いか少ないかといった光の強さを感知し、その情報が脳に伝えられることで青という色の感覚を起こします。赤と緑が同じ強さの刺激で脳に伝わった場合には、黄色に感じるといったように、それぞれの錐体からの出力情報が比較され、総合的にまとめられることで色を感じるのです。

　爬虫類や鳥類では4種の錐体を持ち、爬虫類から進化した哺乳類のほとんどは2種の錐体を持っています。進化の過程で色を見分ける能力を減らしてしまったのです。当時の哺乳類の多くは夜行性であり、暗いところでものを見分けるための杆体を発達させたと言われています。明るいところで色を見分けるためにS錐体の他に、もう1種類の錐体による色覚を持っています。このことによって青と黄色を区別して見分けることができます。ところが、ヒトは大地を離れ樹上生活を始めた数千万年前にL錐体の突然変異でM錐体を持ち、赤と緑を区別して感じる事ができるようになったと言われています。その理由は、樹の上で緑の葉の中に埋没する赤い木の実をより早く見分けて食べるため、と考えられています。

# 爬虫類や鳥の方が色を見分けられる？ 犬は色盲？

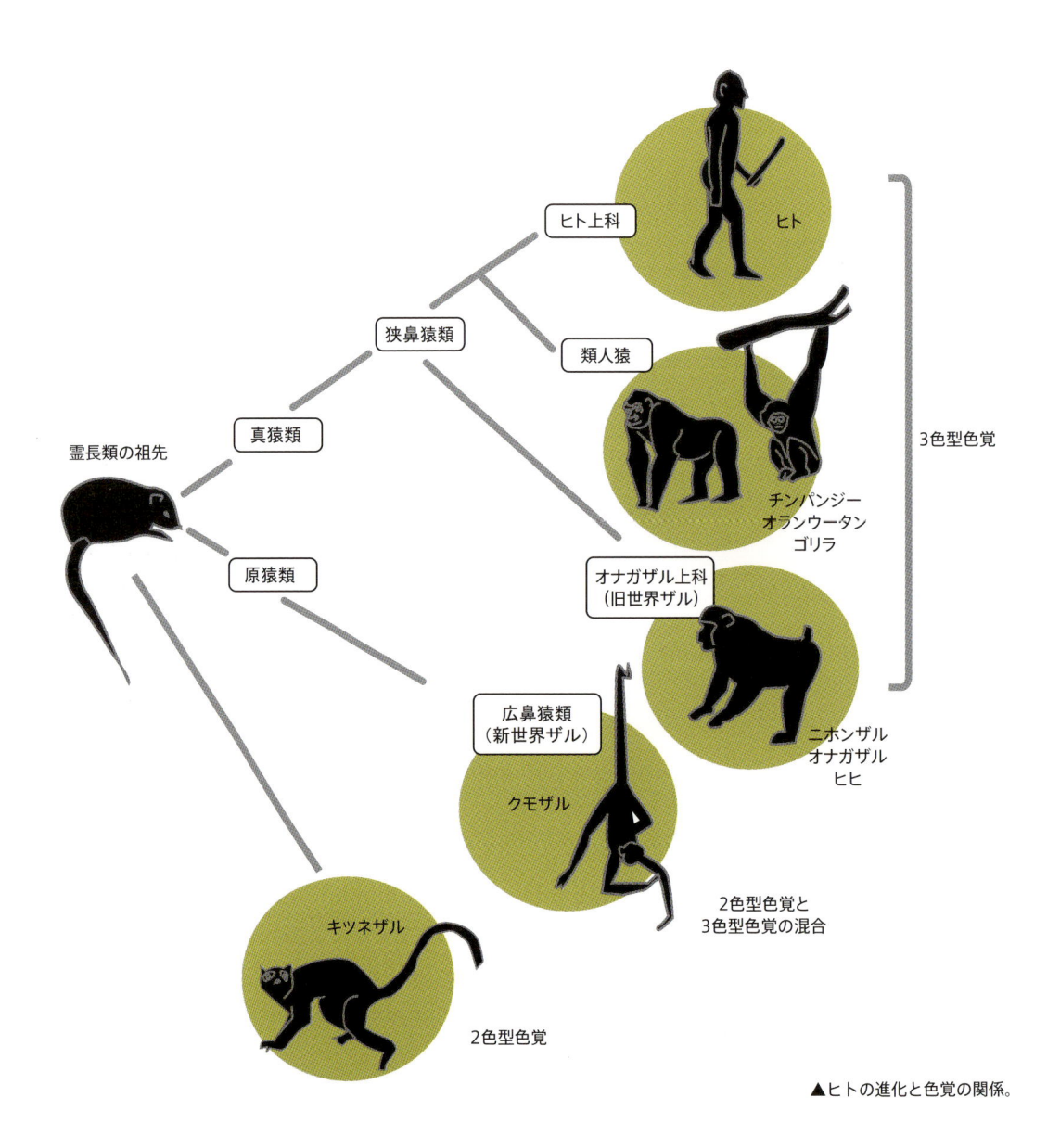

霊長類の祖先

真猿類
　狭鼻猿類
　　ヒト上科 — ヒト
　　類人猿 — チンパンジー・オランウータン・ゴリラ
　　オナガザル上科（旧世界ザル） — ニホンザル・オナガザル・ヒヒ
　　　→ 3色型色覚
　広鼻猿類（新世界ザル） — クモザル
　　→ 2色型色覚と3色型色覚の混合
原猿類 — キツネザル
　→ 2色型色覚

▲ヒトの進化と色覚の関係。

# 2-03. 色覚の進化

　眼の機能は、生物の進化と共に、様々に変化してきました。地球上に眼を持つ生物が誕生する過程では、眼を持つことが生存に有利だという条件があったでしょう。

　哺乳類以前に進化を遂げた魚類や鳥類では、4色型の色覚を持つものも存在します。動物によって世界の見え方はそれぞれ異なるわけです。

　例えばモンシロチョウは、紫外線を見ることのできる眼を持っています。モンシロチョウのオスとメスは、人間の眼から見ると同じように見えますが、紫外線の眼で見れば、羽の模様はオスとメスではまったく違うものに見えるのです。

　色覚の進化過程で、最初に得たのは、近紫外線＝青を感じる能力だったことが分かっています。爬虫類や鳥類のように4色覚をもつ脊椎動物から哺乳類に進化する中で、見分けられる色の数が減少し2色覚になりました。

　その後、ヒトやチンパンジーを含む狭鼻猿類は3色覚を再び手に入れました。約3000〜3700万年前、それまでシダ類に覆われていた地上が被子植物相に変化してゆく頃、2色覚のサルの中に、遺伝子の1つとして赤い光を分けてとらえる特性に微妙な差を持つ種が出現しました。

　樹上生活を始めた哺乳類にとって、緑の木の葉の間から赤い果実や黄緑色の若芽を探すのに、3色覚が適していたのではないかと言われています。あるいは、コミュニケーションを行う上で顔面のほのかな赤みの変化を敏感に察知するという能力を高めるために有益であったという説もあります。

　この突然変異による差が蓄積され固定化されたのが現在のC型色覚です。このように、生物は生存に有利なようにその色覚を多様に進化させてゆきました。現在色弱者と呼ばれる人は、進化の過程で発生した3色覚ではなく2色覚の特性を受け継いでいるのだとも言えます。

　色弱の人たちは、赤から緑にかけてよりも、青から緑・黄にかけての色の見分けが得意です。環境によってはこの特性が生存にとって有利であり、少数派である色弱者が優遇されるような社会もあります。

　例えば、北国の部族にとっては氷や雪の白さを深く見分けることで季節の変化や氷が割れるかどうかを見分けたりする事が重要であり、白から青色の変化の幅を強く感じられる色弱者がシャーマン(特殊能力者)的に尊敬されているコミュニティもあると聞きます。

　生物の色覚はヒトも含めて多様性があり、それぞれ生存のために有利な色覚が存在しているのです。

# 治療ができると聞いたんですけどホント？

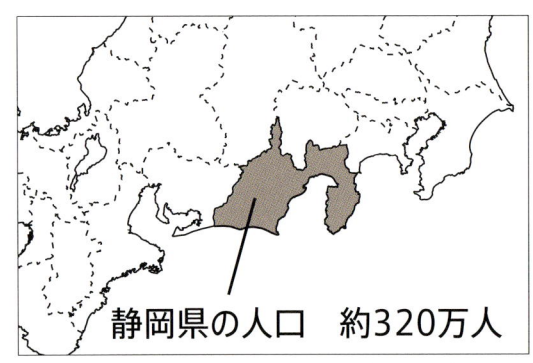

▲静岡県の全人口と日本の色弱者は、ほぼ同数(約320万人)。

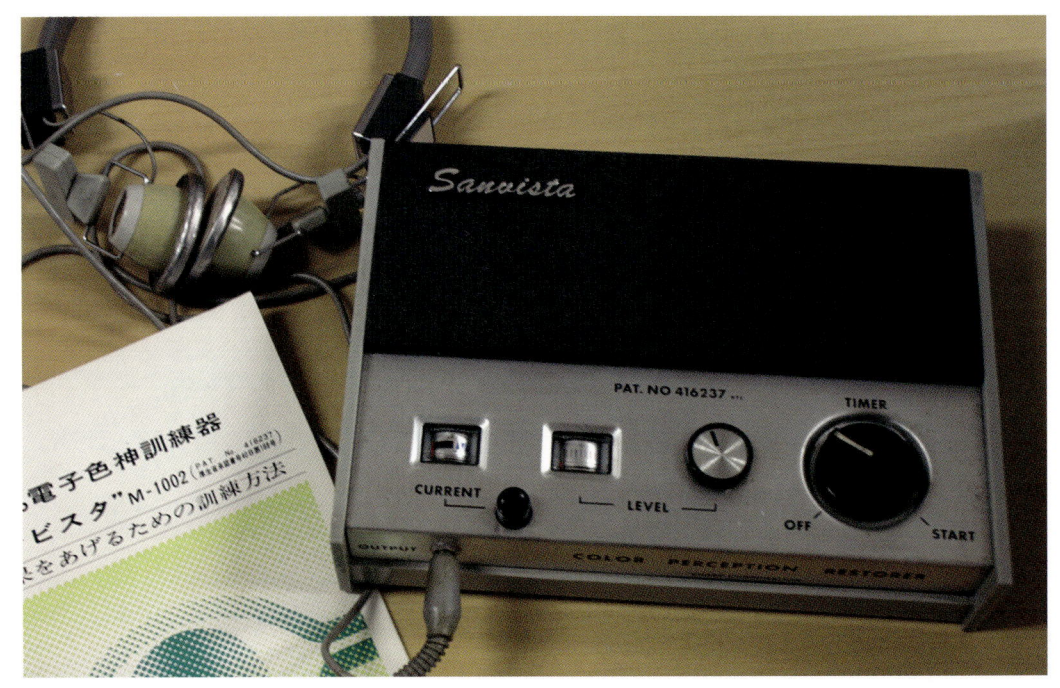

▲過去に販売されていた色覚"治療"装置。

# 2-04. いわゆる色盲・色弱とは何か

　かつては先天的な色弱者が「色盲・色弱」と呼ばれ、病気の一種だと考えられていた時代もありました。現在では、光が眼に入ってから脳で色を感じるまでの経路には人それぞれの特性があり、みんなが同じような色の世界を見ているわけではなく、人によって見える世界は異なっていること、先天的な色弱者は病気や異常ではなく人類の多型・多様性の1つであることが分かっています。

　先天的な色弱者が発育不全だと考えられていた時代には、治療ができるのではないかと考えられ、治療器などが売られていたことがありました。
　赤色と緑色を強く見分ける能力は、比較的新しく分かれた進化の結果であり、遺伝子の位置も末端の部分に位置しています。M錐体とL錐体は遺伝子的な位置がとても近いのです。M錐体とL錐体の特性の差は非常に小さく、進化の過程でM錐体やL錐体の無い人や、ダブって持っていたりM錐体とL錐体の中間的な錐体を持っている人などがいます。これらの人がいわゆる色盲・色弱と言われている人にあたります。
　よく、色盲・色弱とは緑と赤の区別がつかない人という風に言われますが、実際には、赤方向を強く感知するL錐体の特性が異なる人と、緑方向に強く感知するM錐体の特性が異なる人に大きく分かれます。ひと言で色盲・色弱という呼び方をしますが、異なる特性を有しているのです。
　かつて3種ある錐体の1種以上が無い人を○型色盲と呼び、ある錐体の特性が少数派の人を○型色弱と呼んでいました。
　錐体機能の特性は人によって細かく異なり、ある錐体が存在しない人から、存在しても機能しない人、部分的に機能していないが、実生活ではさほど支障が無く自分では気がつかない程度の人など多様性があります。
　学校の色覚検査で「色覚正常」と診断された人が、みな同じ色覚を持っているというわけでもありません。たとえば日本人男性の場合、L錐体の特性だけを見ても約8対2でその特性が異なっています。M錐体の特性も考慮すると、さらに複雑になります。いろいろな特性を持った人たちが、多数派集団(一般色覚)を形成しています。このように、色覚には多彩なバリエーションがあり、その中のいくつかの型を色盲・色弱と呼んでいたのです。
　現在では、皮膚の色や血液型に「正常型」が無いのと同様に、先天的に多様な色覚の一部を「異常」や「障害」と呼ぶことには問題があると考えられています。

# 世界に2億人！ それでも「○○異常」？

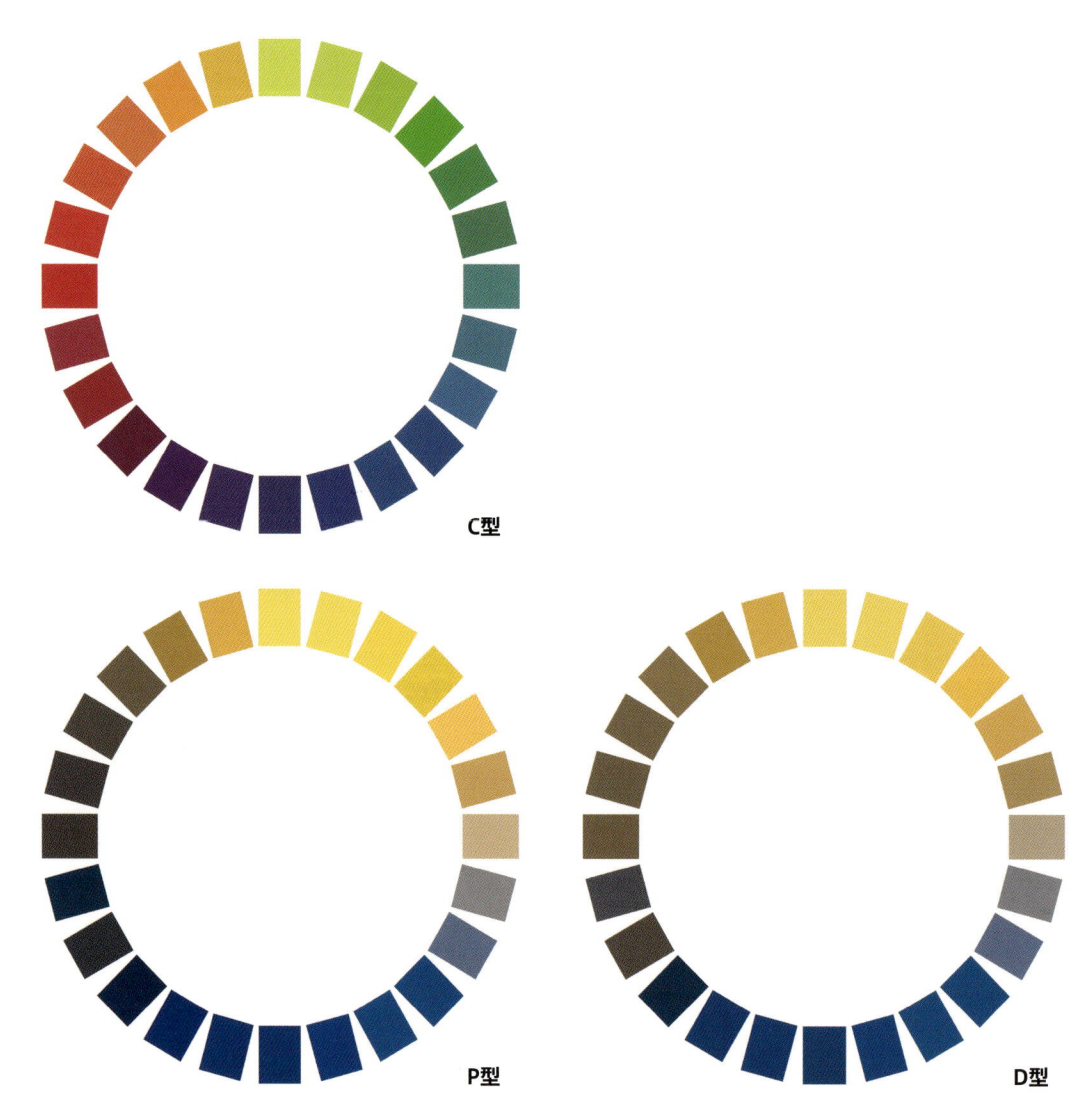

C型

P型

D型

▲色相環の一部が色弱者にとって見分けにくい様子を表した図。

●**比較画像について**
この色覚シミュレーション画像は強度の色弱者の感じ方を説明するもので、実際に見えている世界を再現したものではありません。色の見え方には個人差があります。
●**呼称について**
本書における色覚タイプの呼称はCUDOが提唱する表現に沿っています。【**C型**】：正常色覚者＝一般色覚者／【**P型**（1型）、**D型**（2型）】：色覚異常者＝色弱者

## 2-05. 代表的な色覚：C型 P型 D型

　本書では、最新のヒトゲノム科学の観点から、ヒトの先天的な色覚には多様性があり、それらを「異常・正常」や「障害」とすべきものではないという立場から、多数派集団色覚を「一般型」、少数派集団は、社会が対応するまでの期間「弱者」の立場に置かれることから、「色彩コミュニケーションの弱者」という意味で「色弱者」と記述しています。

　日本人の男性の約95％、女性の約99.8％は似たような色覚を持っています。この多数派色覚の人をこれまでは「正常な色覚」と称してきましたが、これも人の色覚の1つに過ぎないという考え方からC型（COMMON）と呼ぶことが多くなりました。残りの約5％、つまり約20人に1人がP型（1型）D型（2型）で、これまでは色弱・色盲・色覚異常者・色覚障害者などと呼ばれてきました。
　P型とは、3種の錐体のうち赤方向の光を強く感じるL錐体が存在しないか機能しない人（P型強度）と、L錐体は存在するが特性によってピーク感度がずれている人を指します。
　D型も同様に緑方向の光を強く感じるM錐体が無かったり、特性が違っていたりする色覚型です。
　T型は、青い光を主に感じるS錐体が無いタイプを指しますが、S錐体は古くから動物全般に備わっているものなので、実際には先天性のT型の人はほとんど存在しません。
　A型は3種の錐体のうち1種類しか持っていなかったり、錐体が全く無く杆体しか持たないタイプとなります。T型は約10万人に1人、A型は10〜20万人に1人の割合で存在すると考えられています。
　さて、P型とD型をあわせた5％という数字はAB型の血液型の男性の割合とほぼ等しく、大変多いと言えます。日本人の総人口をもとに計算すると、P型・D型の男女は約320万人存在することになります。これはほぼ静岡県の人口に等しく、大阪市の人口の約1.2倍になります。単純に考えると、小中学校の40人学級（男子20人）なら各学級に1人いることになります。
　色覚の特性は遺伝によって決まりますが、女性の場合遺伝の仕方により、P型やD型の遺伝子を持っていてもC型色覚が表れることが多く、日本では女性のP型・D型の遺伝子保有者は500人に1人程度となっています。
　また、P型・D型の男性の割合は国によっても微妙に異なり、欧米では、12人に1人（8％）、フランスや北欧では10人に1人（10％）、アフリカでは25〜50人に1人（2〜4％）となっています。

# より多くの人に伝わってほしいな。私の気持ち

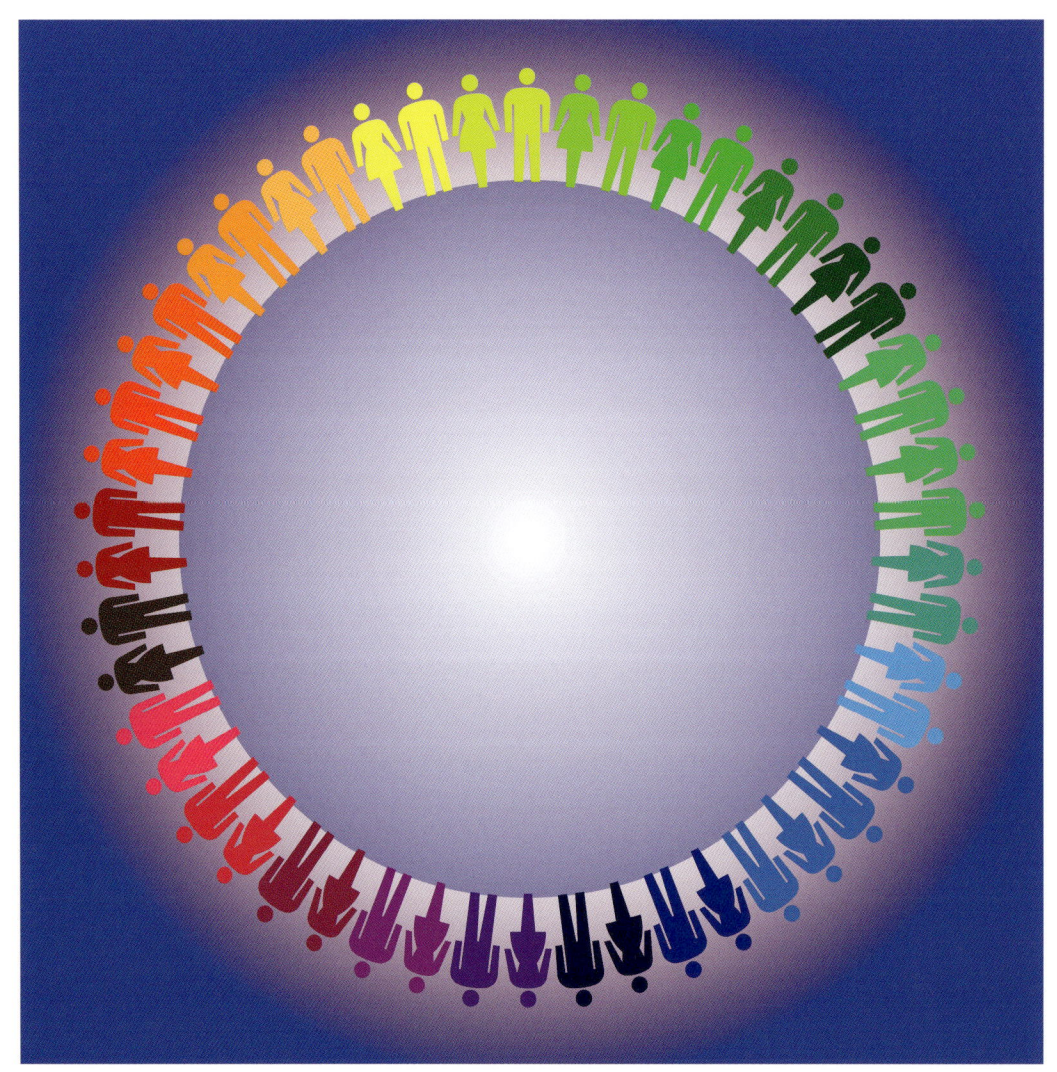

▲色覚の種類はヒトの数だけある。

## 2-06. 色覚の多様性

　Ｃ型、Ｐ型Ｄ型といった色覚型は、Ｐ型やＤ型がＣ型と比べて能力が高い低い、どちらかが正常でもう一方が異常だというものではありません。ヒトの皮膚の色に多様性があり正常・異常と分類できないことと同様に、色覚型もそれぞれが多少異なった色空間と色相差認識能力を所有しているというのが正しい認識です。

　人は、色覚タイプの違いによって、多少異なる色空間と多少異なる色差の感覚という互いに違った色の世界に住んでいます。しかし、かつての日本では毎年全児童に対して色覚検査を行い、異常・障害者と呼ばれた児童の中には、不適切な進学・就職差別をされたことが、心的外傷となって「その色づかいは見えにくい」とは発言できなくなってしまったケースも多かったのです。その一方で、「正常色覚」とされた人たちは色弱者の色覚特性を知ることもないまま、社会は色を多用する環境に移行してしまいました。

　デザイナーには圧倒的にＣ型の人が多く、様々な製品や印刷物などの色づかいはＣ型にとって分かりやすい色づかいが基調となりました。色覚配慮とは当初、白黒にしても分かるデザインにするといったものでした。しかし、理解が進むことで分かってきたことは、両者の世界は全く離れているわけではなく、重なり合う部分があり、この共通部分を使って色弱者にも分かりやすい情報を作ることは、色弱者への配慮というだけではなく、実はＣ型の人にとっても利益があるということだったのです。

　例えば広告をとってみると、広告主は少しでも多くの人に情報を伝えたいと思っており、多額のコストをかけて広告を作成し、テレビや雑誌などで告知します。しかし、コストをかけても色弱者320万人に伝わっていなければ、広告主にとっては損失です。ですから、今後はこの共通の部分を使って社会を作ることが大切になってくるのです。

　また本書で繰り返し「危険表示をわざわざ見分けにくした例」について記述してきた通り、配慮がされてない色づかいをしてしまうと、消費者がケガをするかもしれません。メーカーは製造責任を問われることになるでしょう。食品の安全基準が叫ばれる今日、消費者が購入する食品に「毒が入ってない」のはあたりまえのことです。同様に、より多くの人が、より安全に使える製品を供給するのは社会・企業の義務となることでしょう。「多様な色覚に配慮すべき」という、制度化や法制化も徐々に進んできています。

# 「色覚異常者」なんて呼ばないでください

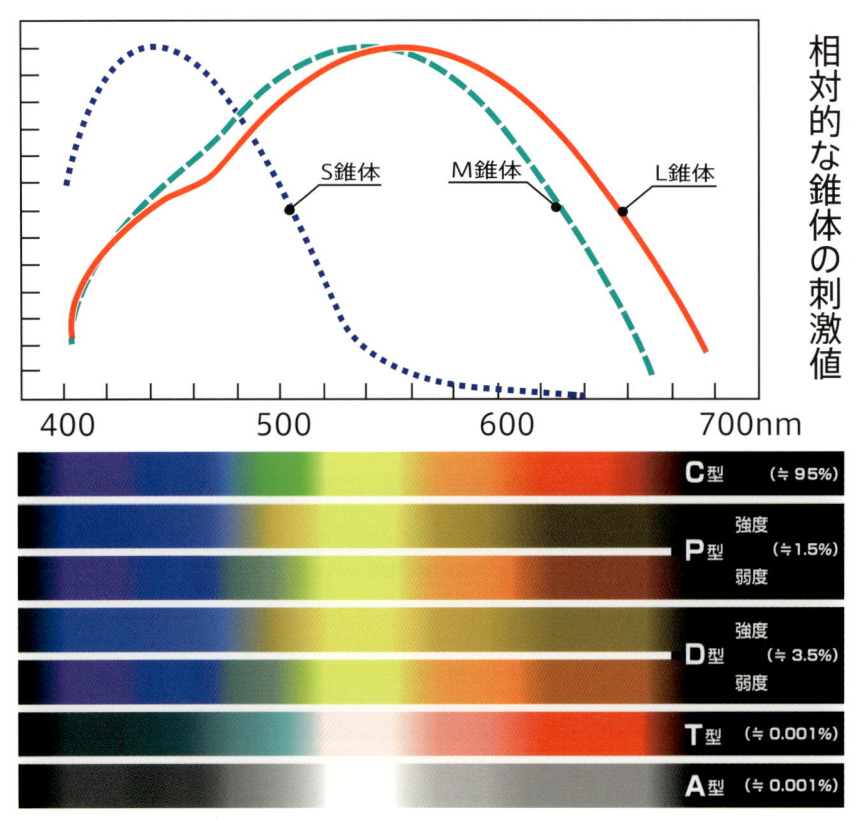

相対的な錐体の刺激値

S錐体　M錐体　L錐体

400　500　600　700nm

C型　(≒95%)
P型　強度　(≒1.5%)
　　　弱度
D型　強度　(≒3.5%)
　　　弱度
T型　(≒0.001%)
A型　(≒0.001%)

▲視細胞の3つの錐体の分光感度と主要な色覚。

# 2-07. 先天性色覚タイプの特徴

**C型**
　C型 (Common：C-type) はこれまで「正常色覚」と呼ばれてきた色覚タイプです。ヒトゲノム科学から見て、それも人の色覚の1つに過ぎないという考え方からCUDOではC型あるいは一般色覚と呼ぶことを提唱しています。色覚の特性としては、相対的に緑〜赤の色相差に敏感です。（C型男性も単一型ではなく、赤が明るく感じられる人と暗く見える人がおり、その割合は日本人で約7対3、欧米で約6対4に分かれることが分かっています）

**P型**
　P型 (Protanope：P-type) は赤を強く感じるL錐体が無い、あるいは機能しない色覚タイプ（P型）、あるいはM錐体に近い特性を持つL錐体を有している色覚タイプ（Pa型）に分かれます。赤を感じる能力が低いために、赤を暗く感じるのが特徴です。また、赤と緑の色相差は、L錐体とM錐体の刺激の差から光の波長の差を知覚するため、赤〜緑の光の波長の差が分かりにくいという特性もあります。日本の男性の約1.5%の人がこの色覚型です。

**D型**
　D型 (Deuteranope：D-type) は緑を強く感じるM錐体が無い、あるいは機能しない色覚タイプ（D型）、あるいはL錐体に近い特性を持つM錐体を有している色覚タイプ（Da型）に分かれます。P型と同様の理由から、赤と緑の区別がつきにくいという特性があります。日本の男性の約3.5%の人がこの色覚型になります。

**T型**
　T型 (Tritanope：T-type) は青を感じるS錐体が無い、あるいは機能しない人の色覚タイプです。S錐体は古くから持っていた能力なので、このS錐体が無い人は少なく、約10万人に1人ほどの割合でしか存在しないと言われています。

**A型**
　A型 (Anomalous trichromat：A-type) となる原因は様々ですが、L・M・S錐体 (long-wavelength-sensitive, middle-wavelength-sensitive, short-wavelength-senseitve) がすべて無い、あるいは機能しない人です。光を感知する杆体のみで視覚を得るために、色彩感覚は生じません。視力が悪いのが常で、とくに明るい所で視力低下が起こります。この色覚タイプの人も少なく、10万〜20万人に1人と言われています。

# 加齢や疾病でも色覚は変わるんです

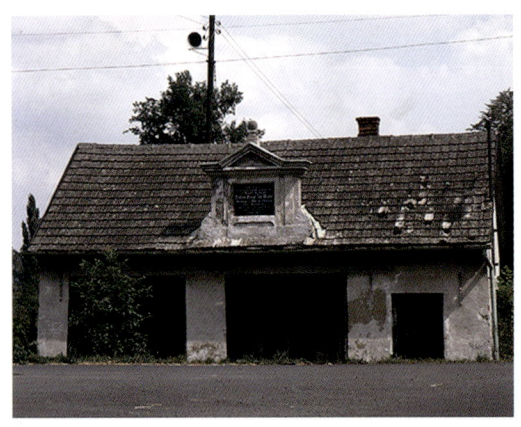

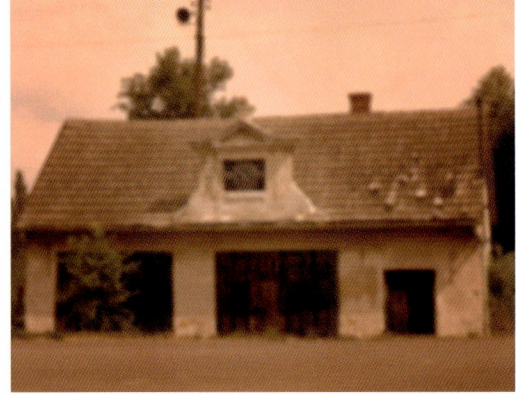

▲白内障の色覚をシミュレーション（右写真）によって再現したもの。

## 2-08. 眼の病気による後天的色覚異常とは

　色覚のタイプは遺伝によるものなので、生まれた時から決まっています。しかし、後天的な眼病（遺伝的に発症しやすいものもある）によって色覚異常が起きることがあります。

　後天的色覚異常の1つが、白内障です。主に加齢によって起こる病気で、眼の水晶体が黄変・白濁する、視力が落ちるといった症状が表れます。水晶体に色が付いてしまうため、短波長（青系統）の光を通しにくくなります。その結果、視野が赤っぽくなり、青みがなくなる傾向があります。緑〜青の色の判別が難しくなり、黄色と白の区別が付きにくくなります。また光が散乱して網膜に入るため、像がぼやけて見えます。

　高齢化社会の到来により白内障患者は300万人以上存在すると言われており、今後さらに増加の傾向を持っています。日本では約146万人が治療中で、その内、65歳以上の患者が124万人となっています。しかし、治療技術が進んでおり、現在は日帰りの手術で眼内レンズを挿入するといった方法で治すこともできます。

　もう1つの代表的な眼病は、緑内障です。原因は眼圧増加などによるもので、網膜視細胞が損傷してしまう病気です。発症すると、物が見える範囲（視野）が狭くなり、最終的には失明に至ることもあります。

　ほかにも、糖尿病性網膜症、中心性漿液性網脈絡膜症、網膜色素変性症といった網膜の疾患もあります。このような病気にかかると、網膜の錐体の機能が損なわれていきます。赤錐体や緑錐体にくらべて青錐体は数が少ないので、病気の初期の段階から青を見る機能は大きく低下し、後天的な疾患によりT型の色覚タイプに近くなってしまうのです。同時に視力が大きく低下してゆきます。

　さらに、これらの病気が進行すると、赤錐体や緑錐体にも影響が出てきて、最終的には全色盲になり、視力を失なってしまうこともあります。

# それは同じ色じゃないですよ

ナイジェリア　　　イタリア　　　アイルランド

▲大使館に問い合わせてできるだけ忠実に再現した各国の国旗。それぞれの「緑」は微妙に異なっているのだが、日本の図鑑や地図などではどれも同じ緑に塗られていることが多い。

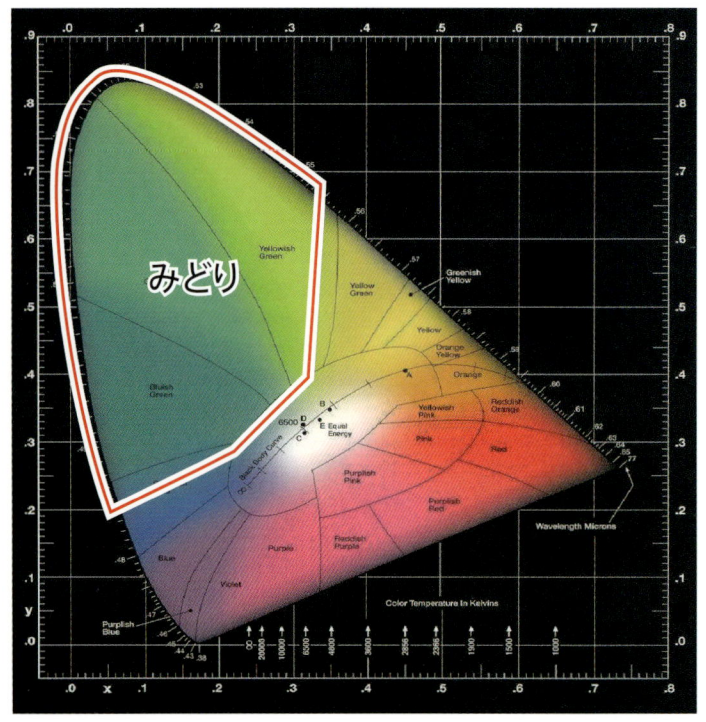

▲「みどり」と呼んでいる範囲は相当広い。「あお」と呼んでいる範囲はこの他にさらに「青」い部分まで入る。

## 2-09. 色覚型がＣ型の人は「緑」の色合いに無頓着

　色覚型によって、見分けやすい色と見分けにくい色があります。色覚型がＣ型の人がまとめて「緑色」と呼んでいる範囲の中に、Ｐ型Ｄ型の人はどうしても「緑」の仲間に入れたくない色があります。「赤」は「黒からオレンジ」まで変化します。

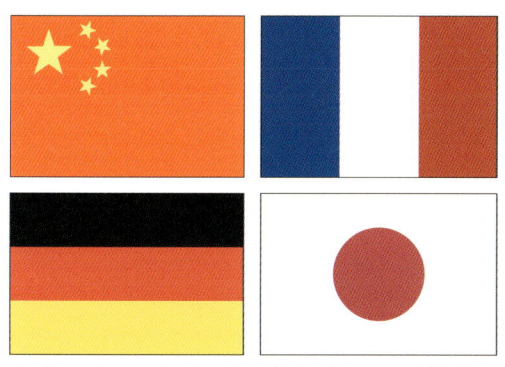

▲中国、フランス、ドイツ、日本の国旗の赤を、できるだけ忠実に再現したもの。緑と同様に、これらは同じ赤色に塗られていることが多い。

　Ｃ型色覚の人がひとくくりにする「緑」という色。実はＰ型Ｄ型の人は「緑」は大きく３つに分かれていると感じています。「赤に近い緑」と「黄色っぽい緑」と「青に近い緑」で、この３種は全く違って感じられます。色弱者は青から緑にいたるゾーンにもっと別の色名があってもいいのではないか、青から緑への段階に何段階かあってもいいのではないかと感じています。

　ここでは、分かりやすく国旗の例で見てみましょう。緑色が使われている国旗はいろいろあります。左ページの図版で紹介しているのは、左からナイジェリア、イタリア、アイルランドの国旗です。これらの国旗に使われている緑色にそれぞれ異なった色を感じていますが、Ｃ型の人は３つとも同じ「緑」のカテゴリーに入れてしまいます。実際に多くの印刷物は、色を正確に表現できていないことが多いようです。

　しかし、Ｐ型Ｄ型の人にとっては、イタリアの緑は茶色と間違えやすく、他の２国の緑とは異なるカテゴリーの色に見えています。Ｃ型の人が、たいした違いはないと思い、色の正確さを欠いて再現することで、Ｐ型Ｄ型の人にはまったく違った国旗に見えてしまうのです。

　同じようなことが「赤」という色に対しても言えます。Ｐ型の人には紅色は暗くすんで感じられ、赤橙色（朱墨）はとても明るく感じられるために、日本の国旗（紅色）と中国の国旗は全く違う赤色に見えます。しかしＣ型の人は「赤」の領域の使い方には寛容で、いずれも同じような赤色に塗ってしまいます。Ｃ型の人に聞いてみると、国によって「赤」の色が異なることにすら気がついていない人もいます。

　多くの人には、色盲・色弱の人は色が分からないのだと思われているのですが、じつはＣ型の人の方が気がついていない、見えていない色の世界があるということも事実なのです。

# 緑は春の色だから暖かいんじゃないですか？

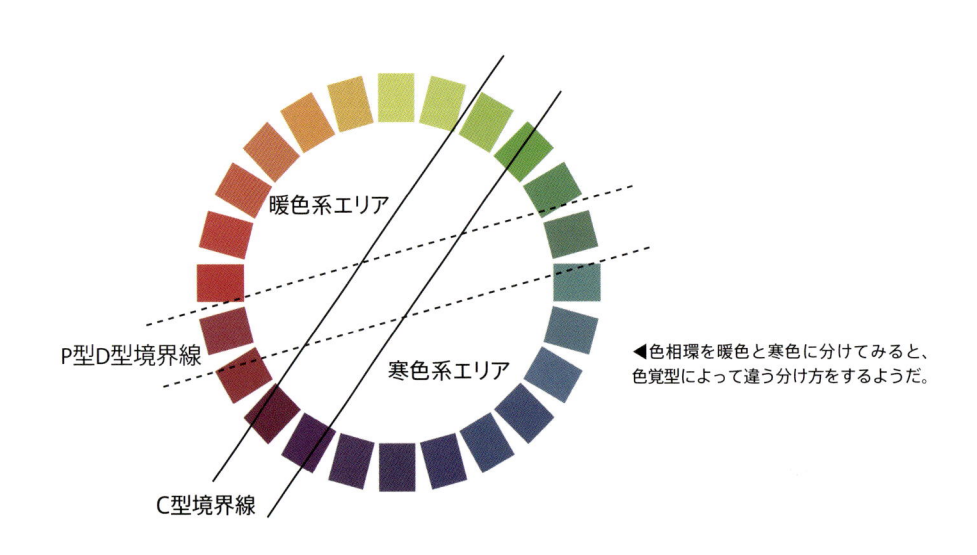

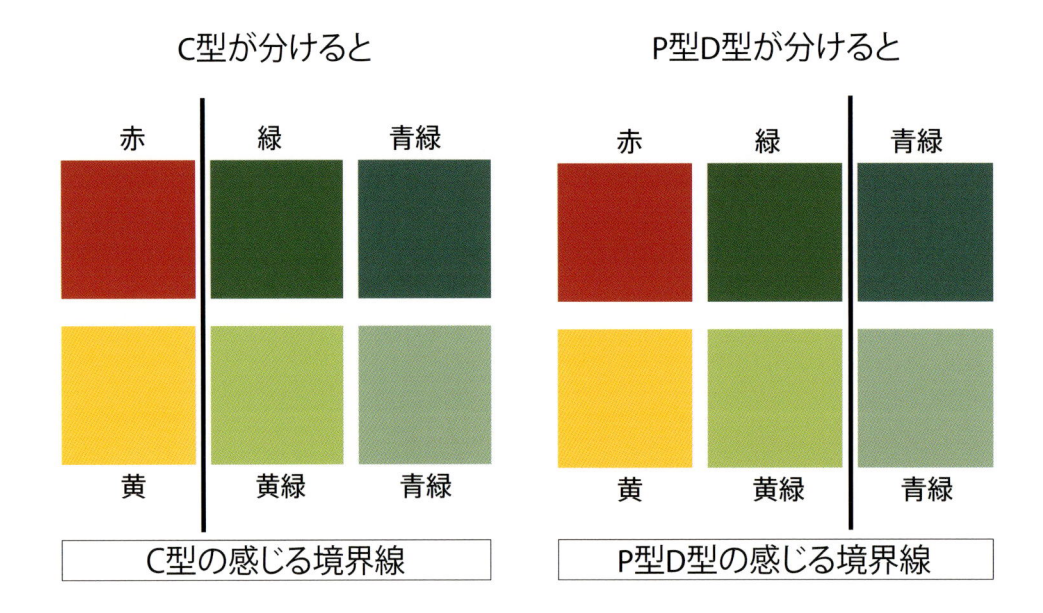

暖色系エリア

P型D型境界線

寒色系エリア

C型境界線

◀色相環を暖色と寒色に分けてみると、色覚型によって違う分け方をするようだ。

## C型が分けると

| 赤 | 緑 | 青緑 |
| 黄 | 黄緑 | 青緑 |

C型の感じる境界線

## P型D型が分けると

| 赤 | 緑 | 青緑 |
| 黄 | 黄緑 | 青緑 |

P型D型の感じる境界線

# 2-10. 色の仲間わけ：暖色系と寒色系

　色を分類する境界はどこでしょう？　左ページの上段の図は、色覚型による暖色と寒色の境界の違い、下段の図は6色をC型とP型D型の人にそれぞれ分けてもらった境目の違いです。仲間わけの仕方が違うのです。

　より多くの色覚型に対応した色づかいをしようとしても、1つずつの色がどのように感じられているのかを、いちいちCUDチェックツールを使用して確認するのは大変ですよね。それではそろそろ、系統的に理解する方法を検討してみましょうか。

　人には似た色をひとまとまりのグループにまとめて仲間わけして見る習慣があります。青みのある色と黄色みのある色、明るい色と暗い色、鮮やかな色とくすんだ色、暖かい色と冷たい色といったように、色の属性によって色の境界線を決めています。

　C型の人は、緑という色は寒色系だと感じるのが一般的です。赤や黄色は暖かい色、青や緑は冷たそうな色という認識を持っています。ですから、左ページ上段の色相環で見ると、C型の人には緑のあたりは寒色に感じられる領域に入っています。

　対してP型D型色覚の人には緑色の一部は暖色系に感じているのが分かると思います。暖色寒色を分ける軸が、C型の人と色弱の人では45度ほど違っています。左ページ下段の図版をグループ分けするとしたら、C型の人はおそらく赤と黄色が暖色系のグループ、緑と黄緑と青緑は寒色系のグループとする人が多いことでしょう。

　それでは、P型D型の人の場合はどうでしょうか。このタイプの色覚の人は、上の図のように赤から黄色を通って緑へ行く色相は暖色系だと感じています。

　このように、色の仲間わけ、境界線の引き方というものも色覚によって異なるということを知っておいてほしいと思います。デザインや情報伝達において、例えば暖かなイメージを出したくて赤やピンクを使っていても、色弱者にはイメージ通りに伝わっていない可能性もあります。そのことを知っておくことで、多くの人にとっての利便性が増すのではないでしょうか。

# 何色のものですか？

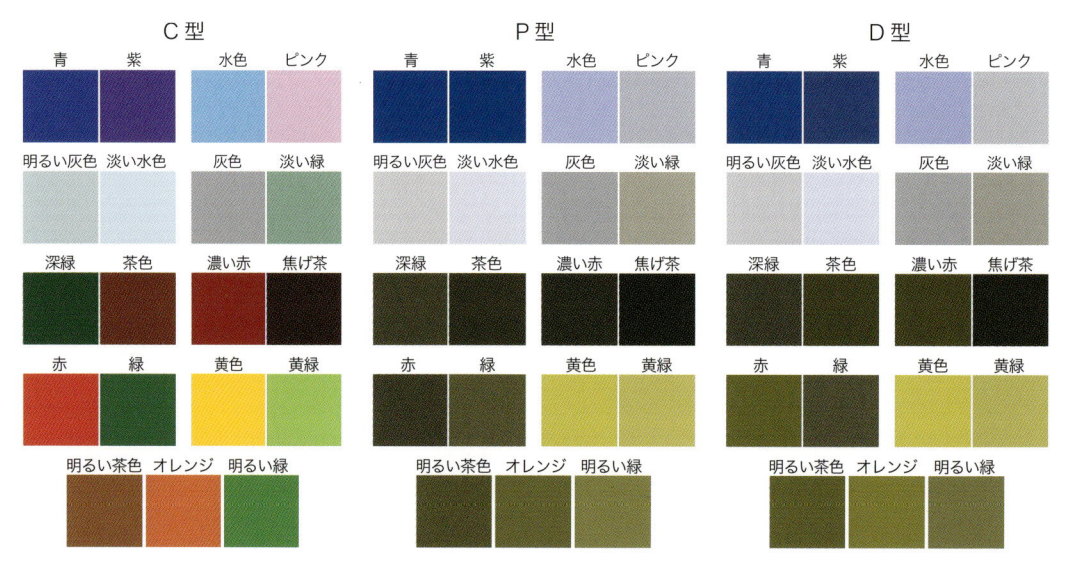

|  | C型 |  |  |  | P型 |  |  |  | D型 |  |  |  |
|---|---|---|---|---|---|---|---|---|---|---|---|---|
|  | 青 | 紫 | 水色 | ピンク | 青 | 紫 | 水色 | ピンク | 青 | 紫 | 水色 | ピンク |
|  | 明るい灰色 | 淡い水色 | 灰色 | 淡い緑 | 明るい灰色 | 淡い水色 | 灰色 | 淡い緑 | 明るい灰色 | 淡い水色 | 灰色 | 淡い緑 |
|  | 深緑 | 茶色 | 濃い赤 | 焦げ茶 | 深緑 | 茶色 | 濃い赤 | 焦げ茶 | 深緑 | 茶色 | 濃い赤 | 焦げ茶 |
|  | 赤 | 緑 | 黄色 | 黄緑 | 赤 | 緑 | 黄色 | 黄緑 | 赤 | 緑 | 黄色 | 黄緑 |
|  | 明るい茶色 | オレンジ | 明るい緑 |  | 明るい茶色 | オレンジ | 明るい緑 |  | 明るい茶色 | オレンジ | 明るい緑 |  |

▲C型には見分けられる色のペア。左端がオリジナル、中央がP型、右端がD型のシミュレーション画像。色の見分けにくさが分かる。

●**比較画像について**
この色覚シミュレーション画像は強度の色弱者の感じ方を説明するもので、実際に見えている世界を再現したものではありません。色の見え方には個人差があります。
●**呼称について**
本書における色覚タイプの呼称はCUDOが提唱する表現に沿っています。【**C型**】：正常色覚者＝一般色覚者／【**P型**（1型）、**D型**（2型）】：色覚異常者＝色弱者

# 2-11. 色の違いが分かっても色名は分からない

　これまで説明したように、色のことを言葉で説明することは難しいことです。しかし、様々なことに色を使うためには、なんらかの共通言語が必要です。そのために「色のかたまり」を、ある「色名」で呼ぶようになりました。「赤」「緑」「青」などの色名がそれです。しかし、その「色名」は特定の色覚型集団の中でしか通用しない「方言」なのです。

　左ページの図版を見てください。これはC型色覚の人が見たオリジナル図版と、P型D型の人が見た図版のシミュレーション画像です。緑から赤にいたるカラーチップの見え方がC型とP型D型ではかなり異なることが分かります。

　しかし、P型D型シミュレーション画像を見ると、感じる色に違いがあることを、ご理解いただけると思います。このように、P型やD型の人も、色の違いを理解できるのです。どの色が暗いか明るいかといった明度差も分かります。このように、ある色と別の物の色が違う色だと分かるのです。

　しかし見分けは付いても、それぞれの色の名前を正確に言い当てることはできないかもしれません。「これ何色に見える？」、C型の人がP型D型の人に投げかけがちな質問ですが、この質問に対して、色弱者は今までに経験した色体験から、ある程度自分が思う色名を答えることはできます。しかし、それがまったく異なる色名である場合もあります。それはなぜでしょうか。答えは左ページにあります。

　この図は様々な色を並べたものです。しかしP型D型の人にとって左右の色は見間違いやすい関係の色なのです。青と紫、水色とピンク、深緑と茶色、オレンジと明るい緑、赤と緑、黄色と黄緑は、同じような色だと感じても仕方ないくらい良く似ています。見間違いやすい関係の色です。

　韓国のKS規格の標準色名では、日常生活から想像しやすい慣用色名として「すいか色」「ひよこ色」「メロン色」などの名詞由来色名が並んでいます。「あんず色」が肌色で、「金赤」などは外されてしまったようです。

　所変われば品変わると言いますが、現在の「色名」の文化はあくまでも多数派であるC型の人たちの中だけの共通言語です。C型の人の色覚の見分けに便利なように色に色名が付けられているのです。そしてそこにC型以外の人にはうまく伝わらない領域があることは、ほとんど知られていません。

# 先生！　レーザーの電池が切れてませんか!?

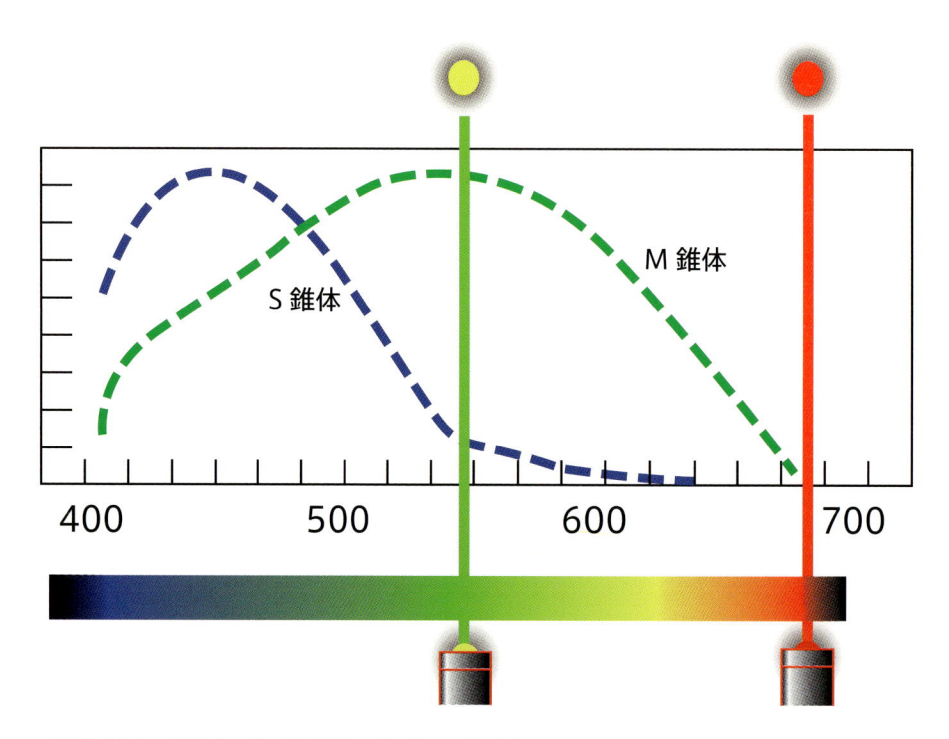

S錐体

M錐体

▲P型の人にとって赤いレーザーは赤外線レーザーになってしまう。

# 2-12. その赤がP型にとっては赤外線

　光の波長には、人の眼で感知することのできる可視光線領域と、眼には見えない不可視領域があります。波長が短すぎて感知できない紫外線、波長が長すぎて感知できない赤外線といった可視光線の外側の範囲は、人間の眼で見ることはできません。C型色覚の人が感知できる可視光線の波長は、おおむね380〜720nm（ナノメートル）の範囲です。720nmより長い波長域は眼には見えない赤外線となります。赤外線リモコンが動作するのも、眼には見えない範囲の赤外線という光を使っているからです。

　L錐体が無いか、M錐体に近いL錐体を持つP型の人の場合、可視光線の範囲がC型の人とは異なります。C型の人には感知できる680nm付近の赤を、P型の人はあまり感じることができません。

　左ページの図を見て分かるように、C型の人にくらべて、P型の人は波長の長い赤部分の可視光線領域が狭くなっており、波長が長くなるにつれて光を暗く感じているのが分かります。このためにC型の人にはとても良く見える赤であってもP型の人には暗く感じ、結果的には見えないのです。

　赤のレーザーポインターや発光ダイオードの赤などは、この帯域で光っているため、P型の人にとってこれらの製品は可視光線ではなく、「赤外線LED」や「赤外線レーザー」になってしまうものがあります。安価な赤レーザーは650〜690nmで大変見えにくいのですが、近年プロジェクターのプレゼン用で使用される赤いレーザーポインターの多くは635nmの波長を持っています。しかし、レーザーポインターは2001年より規制されて1mw（ミリワット）以下の出力とされてしまったために、さらに見えにくくなってしまいました。

　講演会や学会などで、「ここを見てください」とレーザーポインターでさしていても、色弱の人には、その赤い光自体が見えないので、狐につままれたような感覚を味わいます。また、もし見える範囲の光であっても、かなり暗い光にしか見えません。

　講演者の扱うレーザーポインターの光は、講演者の話とともにスクリーン上を自在に動き回ります。ただでさえ見づらい小さな光の動きを追うのは、集中力をもってしても本当に大変です。

　また、電光掲示板に使われるような赤色発光ダイオードの中で「高輝度の赤」を出すために、700nm付近の長波系の赤を使用していることがあります。このような赤もP型の人には見えづらく、掲示板が表す情報が読み取れないといったこともあります。

# リンゴの色は何色ですか？

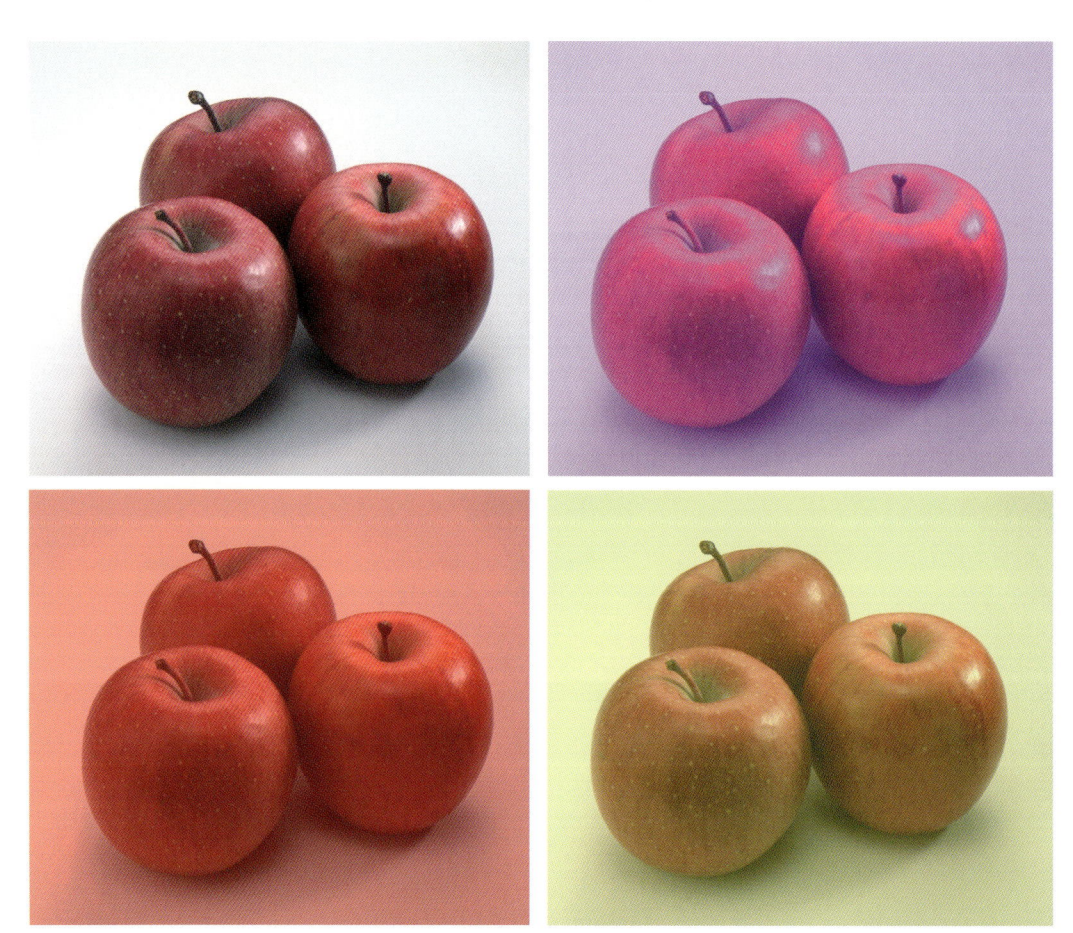

▲いろいろな光［左上：自然光、右上：青色、左下：赤色、右下：黄色］に照らされたリンゴの色は何色に見えますか？

# 2-13. 人間は頭を使って色名を認識する

　人間は、白い紙を、青空の下で見ても、蛍光灯の下で見ても、夕焼けの中で見ても、もしくは青いライトの下で見ても「白い紙」だと認識します。白いものを白だと感じるホワイトバランスは人が脳内で作り出しているものだからです。これを色の恒常性といいます。人間は光の波長成分だけで物の色を判断しているわけではなく、光源である照明光の色と比較することで、頭の中で色名を決定しているのです。

　色の判断基準として、一般的な理解というものもあります。太陽の絵を描くときに子供はみんな赤で描きます。でも実際に太陽がいつも赤く見えるかというと、そうではありません。夕日が沈む前にはオレンジ色になることもありますし、昼間の太陽は極端に明度が高い白です。にも関わらず、「太陽は赤」「リンゴは赤」といった一般認識があるわけです。

　ですから、P型やD型の人にとっても「リンゴは赤」なのです。実際に見えている色からだけでなく、世の中の常識に沿って色名を判断しているからです。例えば、緑の葉の中に赤い花が咲いている場面を、P型D型の人が見るとします。全体的に葉も花も同じような色に見えて、葉と花の区別がつきにくくなります。しかし、花には緑色や茶色のものはほとんど存在しないという経験や知識と、その形などから、それが花であるなら赤系統の色だろうと判断をします。

　このように、P型D型の人は、頭の中にある「記憶色データベース」を元に、どんなものはどういう色を取りうるかの「常識集」を作り生活しています。そのデータベースと照らし合わせて、C型の人に合わせた色名を言っているのです。ですから、データの少ない子供のころは色名を間違えることが多いのですが、データベースが充実してくるに従って、色名を間違えないようになります。

　しかし、自然界の色はこれを元に判断できますが、人工物すなわちデザイナーのつけた色では、この方法が当てはまらないこともあり困ることが多いのです。色弱者は多くの場合、C型のデザイナーが使いそうな色を想像して色名を言うことができますが、従来の常識を打ち破るデザインの場合だってありうることですから。

# 自衛策だって必要です

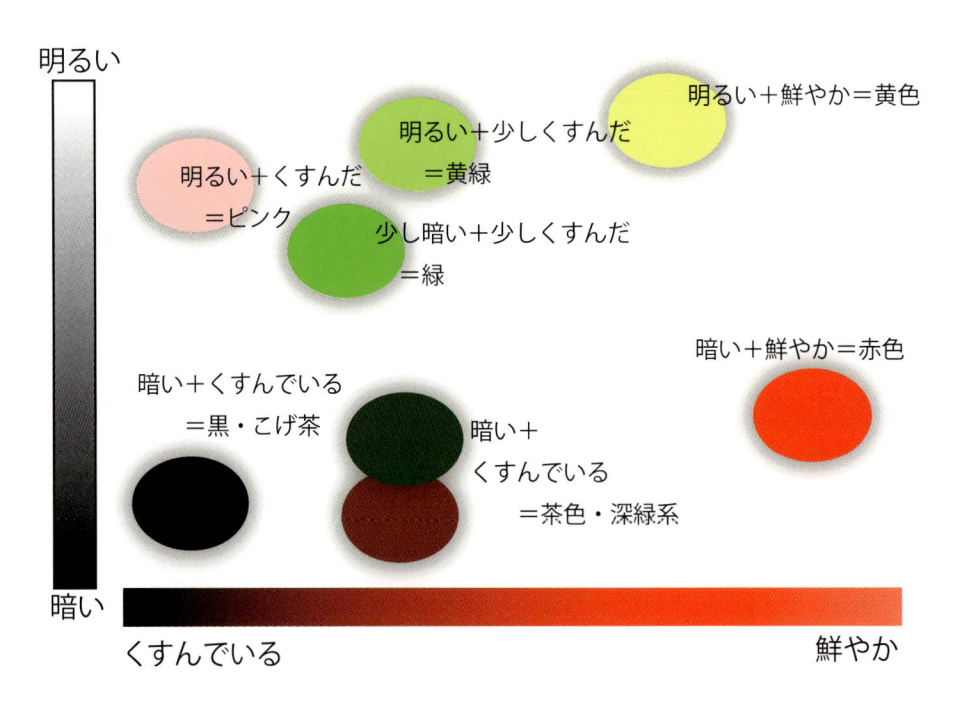

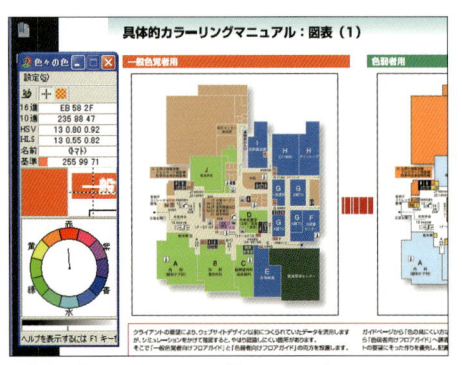

明るい

明るい＋鮮やか＝黄色

明るい＋少しくすんだ＝黄緑

明るい＋くすんだ＝ピンク

少し暗い＋少しくすんだ＝緑

暗い＋鮮やか＝赤色

暗い＋くすんでいる＝黒・こげ茶

暗い＋くすんでいる＝茶色・深緑系

暗い

くすんでいる　　　　　　　　　　　鮮やか

▲色名を教えてくれるソフト「いろいろの色」。

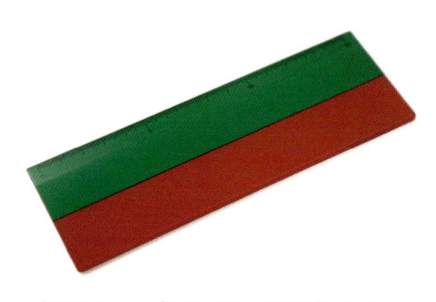

▲「100円ショップの2色定規」は色弱者アシストツール。赤色や緑色の成分を見つけるのに便利です。

## 2-14. 明度、彩度、質感を利用して推理する

　P型D型の人は、色合い（色相）の識別は苦手でも、色の明るさ（明度）や鮮やかさ（彩度）は分かります。その能力を使ってC型の人の言う色名を推理しながら生活しています。色相によって明度や彩度は異なりますから、鮮やかであることが多い色相、くすんでいることが多い色相といったように学習をしています。

　P型D型の人は、ある色がどの色相にあるかを判断する際、明るい＋鮮やか＝黄色、暗い＋鮮やか＝赤色、明るい＋少しくすんでいる＝黄緑、少し暗い＋少しくすんでいる＝緑、暗い＋くすんでいる＝黒かこげ茶、といったマトリックスで色を推測しています。これで、ある程度の色相を当てることができます。色当てクイズのようなものです。しかし、この法則に反する場面もたくさんあり、その場合は、やはり間違えてしまいます。

　P型D型の人の色判断を助けるためのツールもあります。iPhoneの「iSpectrum」や「drColor」、Macの「ColorQwest」、Windowsの「いろいろの色」や「eyePilot」などのソフトは、その色が何色なのかを数値と色名、または領域表示で教えてくれるソフトです。

　また、石原式検査表が発表された大正4年の翌年には緑と赤の色フィルターを使った補助ツール付きの「攻略本」が売られていました。緑と赤を通した場合の見え方が違うため色を推測することができます。石原表を読むための赤いコンタクトレンズもありました。

　同様の原理でピンク色などのメガネで赤系だけを強調することもできますが、赤以外の色（青信号など）が見えなかったりしますから常用には適していないでしょう。前述の「eyePilot」「drColor」は特定の色域の色を他の色域にシフトしたりハイライトさせることで色を探したり照合することができます。

　また、色の見分け方には、質感などの色以外の情報も役立てています。たとえば醤油差しとソース差しが同じ容器で、キャップだけ色が違うとしましょう。赤い方が醤油、緑の方がソースだとしたら、見ただけでは見分けがつきません。しかし、手に持った時ビンの中身に感じる粘りけでソースが分かります。このように色以外の感覚も使うことで、ものの見分けを行っているのです。

税抜きのお値段は、下の数字の方です

# 大特価！
# ¥15,750
# (¥15,000)

▲赤色で金額が強調されたプライスカード。

## 2-15. 税抜き価格はどれですか？

「税抜き価格はどれですか？」
　このプライスカードを指差して、誰かがあなたに尋ねました。あなたはなんと答えますか？

「黒で書いてある数字が税抜き価格です」
「下に書いてある数字が税抜き価格です」
「カッコの中の数字が税抜き価格です」
「字が小さい方が税抜き価格です」

　少し考えただけでも、これだけ様々な表現の仕方があります。しかし、C型の人は、「黒で書いてあるのが税抜きで、赤が税込みです」と色名で説明することが多いのです。
　C型の人は他にどのような違いがあっても、色がついていればそれで表現するのが普通です。たとえば色の違う洋服が並べられていて、どれか1つを取ってほしい時に、多くのC型の人は「そこの赤い服を取って」と言うでしょう。
　しかし、赤という情報以外にも、「手前にある服」といった位置の違いの表現、「花柄の服」というパターンの違い、「いちばん小さなシャツ」といったサイズの情報など多彩な表現の仕方があります。しかし、表現の優先度において、色の優先度が高い人は「赤い服」という言い方をするわけです。
　このような場合にもP型D型の人は、できるだけ自分から色名で表現することはしないでしょう。私の場合も色名を間違えて相手に変な顔をされるのが嫌なので、自分から色名を口にすることは、あまりありませんでした。
　このような違いのために、C型の人が伝えたつもりの情報が、実はP型D型の人に伝わっていないということが往々にしてあります。そんな行き違いをなくしてゆくにはどうしたらいいのでしょうか。それについては次の第3章から解説いたします。

# 第3章
# 何か良い方法がありますか？

## 3-01. 地下鉄のサインは誰にでも分かりやすく

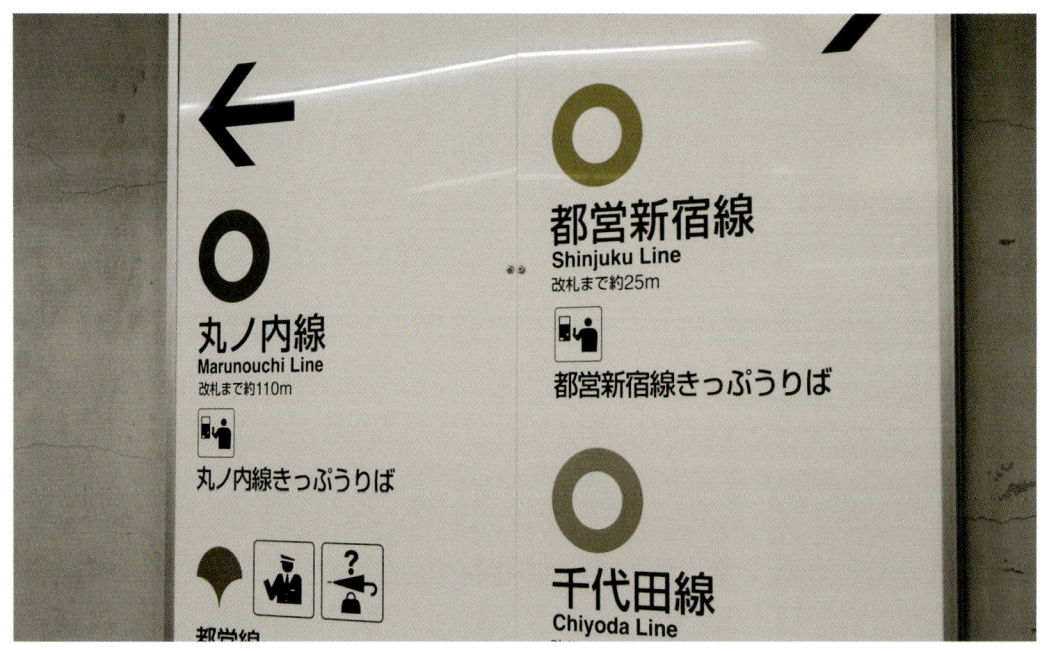

▲シミュレーション：CUD配慮前の地下鉄表示を再現し、色弱者に見分けにくい状態を再現したもの。

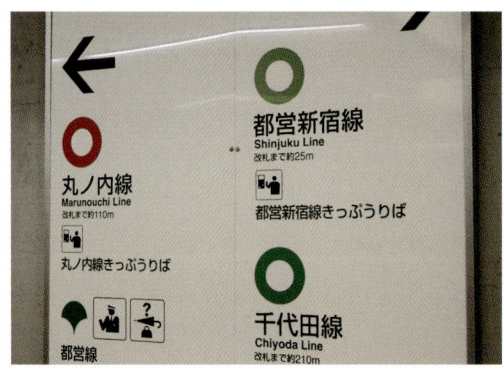

▲オリジナル。

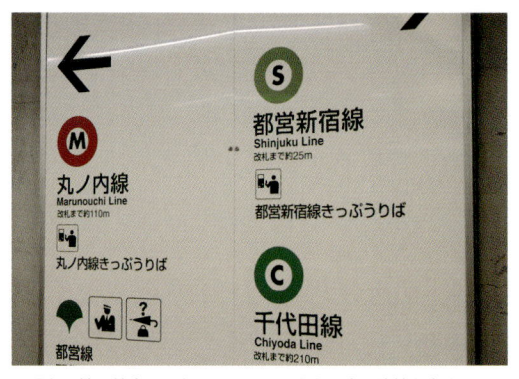

▲現在の地下鉄表示。色のつけられた◎印の中に路線を表すアルファベットが書かれている。

●比較画像について
本書における色覚シミュレーション画像は強度の色弱者の感じ方を説明するもので、実際に見えている世界を再現したものではありません。色の見え方には個人差があります。
●呼称について
本書における色覚タイプの呼称はCUDOが提唱する表現に沿っています。【C型】：正常色覚者＝一般色覚者／【P型（1型）、D型（2型）】：色覚異常者＝色弱者

地下鉄の案内板も、アルファベットをつけ加えるだけで、色弱者だけでなく外国人にもやさしくなりました。色の表示と兼用すると効果は倍増です。ひと目で分かる表示は駅構内の混雑解消にも役立っています。

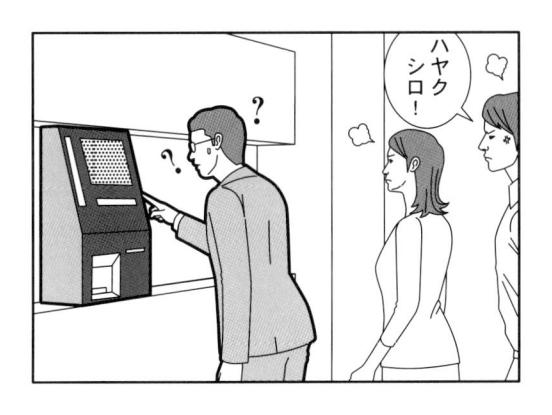

東京の地下鉄路線は13路線。路線の色名を全部きちんと言える人はあまりいません。でも路線名の頭文字なら、たいていの人は分かります。頭文字の認識には色覚の特性は関係ありません。

東京には数多くの地下鉄線が走っています。自分が乗りたい路線を見つけるためには、案内図から目的の線を探し出す必要があります。

今まで路線案内には、丸ノ内線には丸ノ内線、銀座線には銀座線と路線名が書かれ、その横には路線ごとに色分けされた◎のマークのみが表示されていましたので、目的の路線名か色を意識して表示を見る必要がありました。色弱者はC型の人から「赤い地下鉄の路線に乗ってください」と説明を受けても分からないことがあったのです。

しかし、東京メトロでは、2005年頃から色の◎の中に路線名の頭文字をとったアルファベットが書かれる形に改善されました。これによって、自分が乗る路線が銀座線なら「G」、有楽町線なら「Y」など、アルファベットを追うだけで、目的の電車に乗ることができるようになりました。

色弱者や視力の弱い方はもちろん、C型の人にも分かりやすいばかりでなく、外国人や地方出身者にも分かりやすくなり、より多くの人にとって便利な表示になりました。誰かに路線を尋ねられたときにも、「Gと書いてある表示に沿って行ってください」などと説明するだけで良くなったのです。この路線表示の他に、東京メトロの取り組みとしては、路線を表す色名が表示された路線図が券売機の横に提示されています。

大勢の人が利用する交通機関や公共施設では、どんな人でも使いやすく便利な案内や表示をしてゆくことが求められています。また鉄道各駅の構内・構外には、「表示灯株式会社」が作成した電光型の周辺地図製品があり、多様な色覚に対応したカラーユニバーサルデザイン地図となっています。

［ナビタ］
http://www.hyojito.co.jp/html/syouhin/navita.html

## 3-02. 一瞬で道が分かるカーナビゲーション

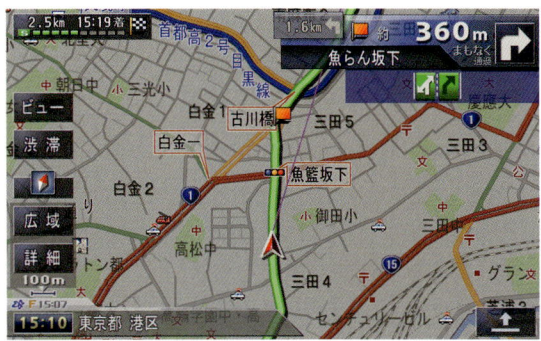

▲多様な色覚に対応したカーナビゲーションの例。

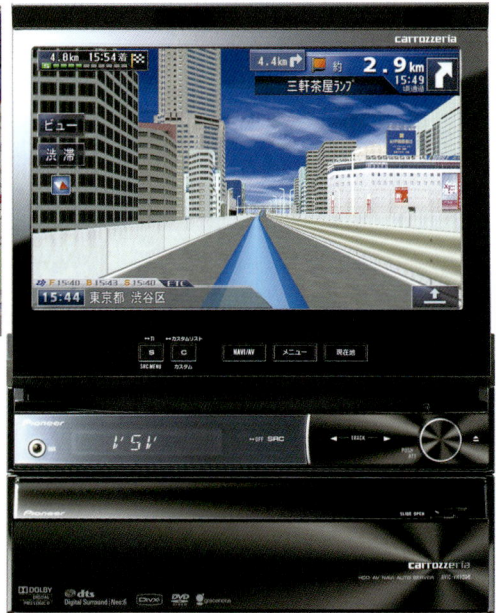

カーナビゲーションを使う理由としては、今いるところがどこか知りたい、これから行くところがどんなところか知りたい、どうやって行くか知りたい、途中でお店などに寄りたいといったものがあるでしょう。

　カーナビゲーションにおけるCUD対応として、これから行きたい道路に付いている色と見分けにくい色を、他の道路などに付けないようにしました。交差点で間違えないように、高速の降り口などを間違えないように、色づかいを変えています。

　昔のカーナビゲーションはとても単純で、現在の物より使い勝手は悪かったかもしれませんが、道路と道案内だけであっても、最低限必要なところだけは分かりやすいシンプルなものでした。しかしカラフルな画面や情報量の多さを売りにした機種が増加し、画面が複雑になり、見づらい面が出てきました。カーナビゲーションの最も重要な役割は、目的地までの案内と、自分の現在地がどこなのかをドライバーに伝えることです。

　本来その役割だけならば、カーナビゲーションには複雑な色づかいは必要ないように思います。しかし、最近のカーナビゲーションでは、道路の種別、混雑情報など、道路だけでも10数種類の色で塗り分けが行われています。その他にも、施設の分類、地区割り、利用状況などをすべて色分けしている物もあります。このような色の氾濫により、C型以外の人はもちろん、C型の人にとっても「道のりや自分の位置を知る」という本来の目的が分かりにくくなっています。

　そこで、カーナビゲーションに表示される情報に優先度をつけて、必要な情報のみを分かりやすく表示することのできるカーナビゲーションが各社から開発・販売されています。例えば、パイオニアから発売された「サイバー・ナビ」では、色弱者にも分かりやすいモードに画面を変更できる「マップイコライザー機能」が搭載されています。

　これによって、優先的に表示する情報が段階的に選択可能になって色数を減らしたり、画面の配色をカスタマイズするといったことが可能になっています。ドライバーの求める情報だけを選んで表示することで、運転中にじっと目を凝らすことなく、ちらっと見ただけで必要な情報を知ることができるようになりました。

　具体的には、経路誘導方向にいちばん目立つ色を使ったり、線を太くしたり、重なった文字の色の調整をしたりしています。経路誘導するための重要度に沿って配色に強弱をつけて、運転中でも見やすい地図にしています。「文字拡大モード」では、地図上に表示される文字の大きさが、ユーザーによって選択できます。多様な色覚型に対応しただけでなく、お年寄りにも見やすい表示ができるのです。

# 3-03. パソコン上の地図も見やすく

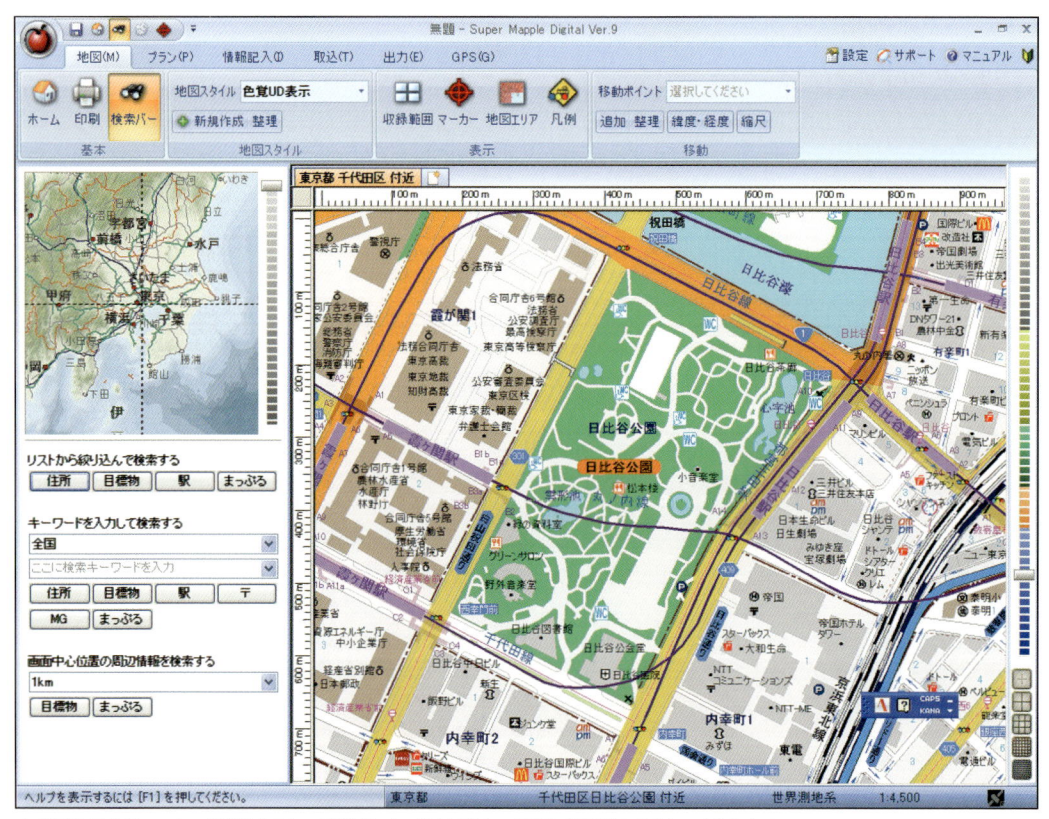

▲「色覚UD表示モード」を選択すると、見分けにくい色を減らし、重要な情報がよく分かるようになる。

パソコンや携帯電話では、好みに応じて文字や画面の色を変更することができます。色や線の種類を変えて自分だけの設定ができる製品は、色弱の人には便利です。

地図ソフトにも、最初から色弱者用の設定を作って入れておきました。複雑な情報を絵で見せていますから、全ての設定を個人で変更するのは大変だからです。

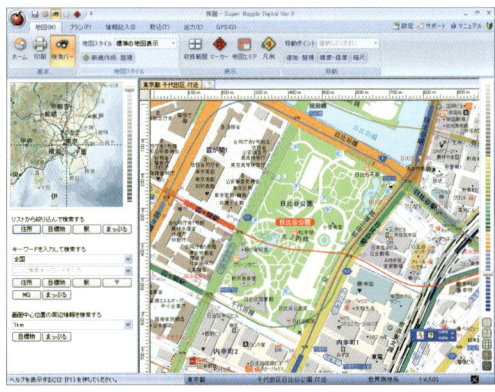

▲地図のモードを標準に戻したもの。「でっか字表示」といった大きな文字の表示にもできる。

インターネットが一般に普及し、今では行きたい場所への地図情報もインターネットから引き出すのが一般的になりました。この地図情報の色彩やデザインにもカラーユニバーサルデザインが取り入れられはじめています。

ここで紹介するのは、パッケージ販売の電子地図ソフト「Super Mapple Digital」という製品です。操作の分かりやすさ、地図の表現方法などインターフェイスを改良した製品で、2007年6月に昭文社から Ver.7 として発売されました。このソフトには「色覚UD表示」というモードが標準搭載されており、色弱者にも見やすい画面にカスタマイズすることが可能になっています。

地図のみならず、他の多くのデザインでも言えることなのですが、実際に何らかの情報を乗せて利用者に伝達する目的でつけられている色すなわち機能的な色と、実はそれほど深い意味を持たない、単にデザイナーのセンスや好みで付けられた色分け、すなわち装飾目的の色もたくさん盛り込まれていました。色弱者は、こういった意味のない装飾の色にも何か意味が隠されているのではないかと深読みしてしまうことがあります。

つまり、見落とすと良くない大切な情報なのではないかと考えすぎてしまうのです。これはミステリー小説の、一見怪しくない人が犯人だったりするかもしれないと考えてしまうような話で、なにげなく付いている色にとても大切な意味があるのではないかと勘ぐってしまうわけです。

ですからこの「色覚UD表示」では、勘違いを呼びそうな情報を省くことで色彩を調整しています。また、高速道は青の色味を変えるなど色の選択にも工夫がなされています。行政区域の色を変えたり、道路色、文字色、細かい記号などの配色や優先度を工夫して変更しています。

また、「でっか字表示」というモードを搭載することで、視力の良くない人に対しても親切な作りを実現しています。

## 3-04. 国境が分かりやすい地球儀

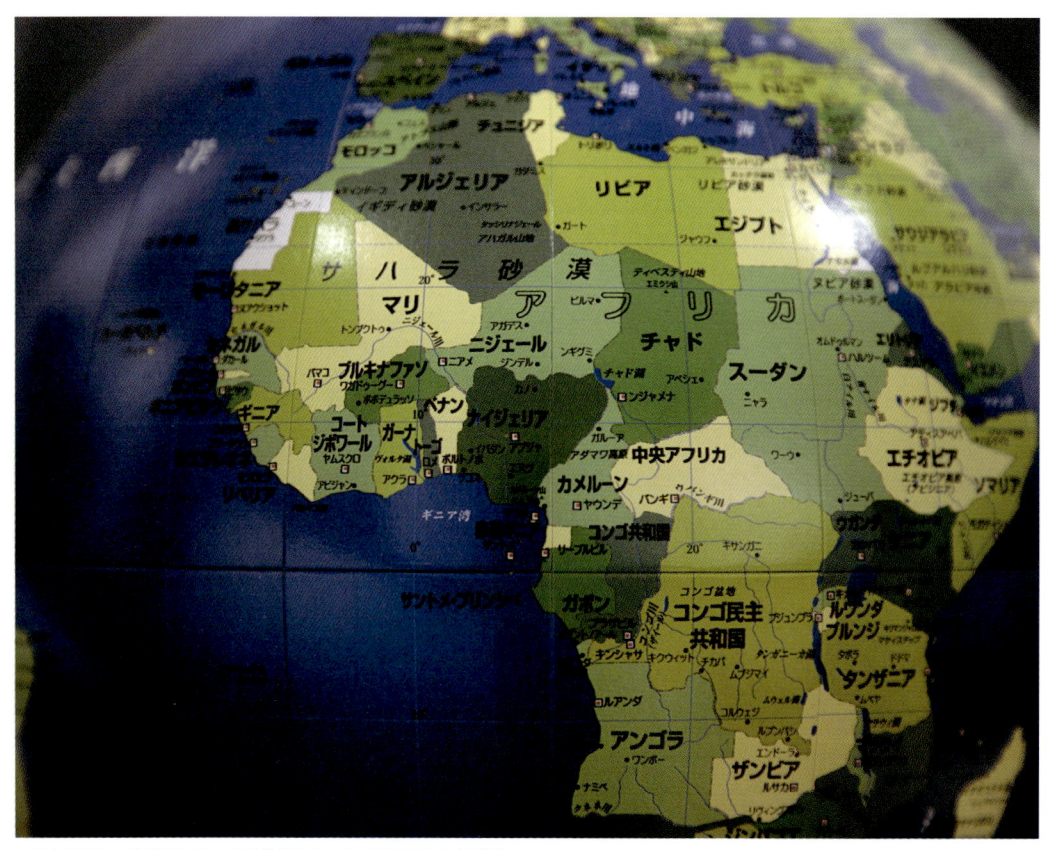

▲色を変更し、色弱者にとって見分けやすい色で構成された地球儀。

世界の国々がどこにあるのかをすべて覚えている人は少ないでしょう。地球儀で国の名前が読めなかったり、国の境目が見えなかったりしたら、どこにその国があるのか分かりません。

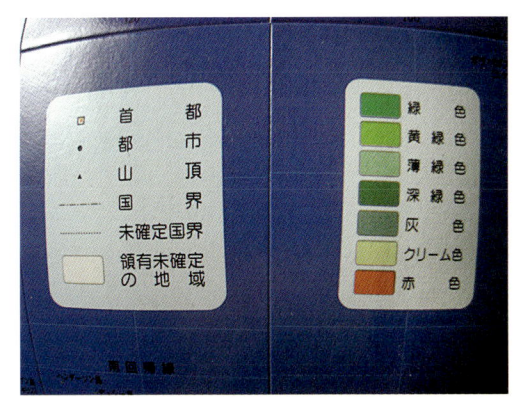

▲凡例には色の名前が書かれていて、判断の補助になる。

　これまでの地図の作り方を見直して、できた地球儀がこちらです。地形や国の塗り分けに色弱者でも分かりやすい色の選択をして、文字もはっきりと見分けやすくなりました。
　地球という球体の中の国の位置、国と国との位置関係がどうなっているのかを伝えるのが地球儀の役割です。国境の線、領域の形や面積、国や地域の名前といった情報が分かることが大切です。
　今まで販売されていた地球儀では、C型以外の人が見たときに、境界線が塗り色と同化してしまっていて見分けができなかったり、似た色で塗られた異なった国が1つの大きな国に見えてしまったりといった問題がありました。
　じつは地図は4色あれば塗り分けができます。なぜ4色で塗り分けられるかは、数学で証明されていますが、色分けをしたいという目的だけであれば、たくさんの色を使う必要はありません。
　「渡辺教具製作所」では世界で初めて、カラーユニバーサルデザイン対応の「色覚バリアフリー地球儀」という名前の商品を開発・発売しました。使用する色自体も、色弱者にも見分けやすい色を選択して国を塗り分けていますし、色の名前もしっかり記載することで、「色が見分けられても色の名前が分かりにくい」という色弱者でも、C型の人と共通の色認識ができるように工夫されています。
　また、海や湖、河川といった水の部分の色を従来の物よりも濃い青にして明度差をつけています。これによって、内陸部にある湖もはっきりと分かるようになりました。そのほかにも、どこの国の土地なのかはっきりとしていない地域は、従来であれば色を使って表現されていましたが、この地球儀では白く塗られています。
　国名は太く大きい文字にし、首都マークも分かりやすいマークに変更されています。文字の色は、地名を黒、山脈・砂漠・高原・川・海などはグレーや白を使うといったルール付けがされ、土地の地形分類が分かりやすいのも特徴です。また赤・深緑といった色名を記入しているので参考にすることも可能です。C型の人でも色弱者でも的確な学習ができる地球儀だと言えるでしょう。

## 3-05. 様々な配慮がされた草加市立病院

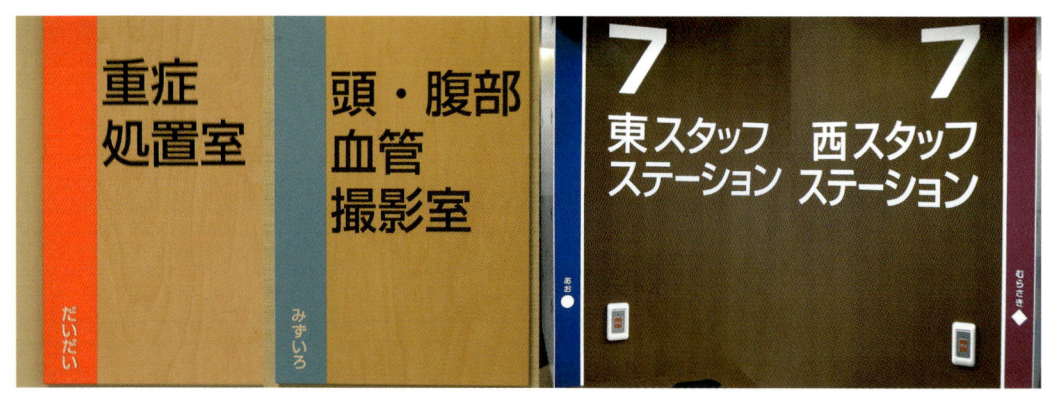

▲草加市立病院のサイン。色の帯に色名が記載されている。

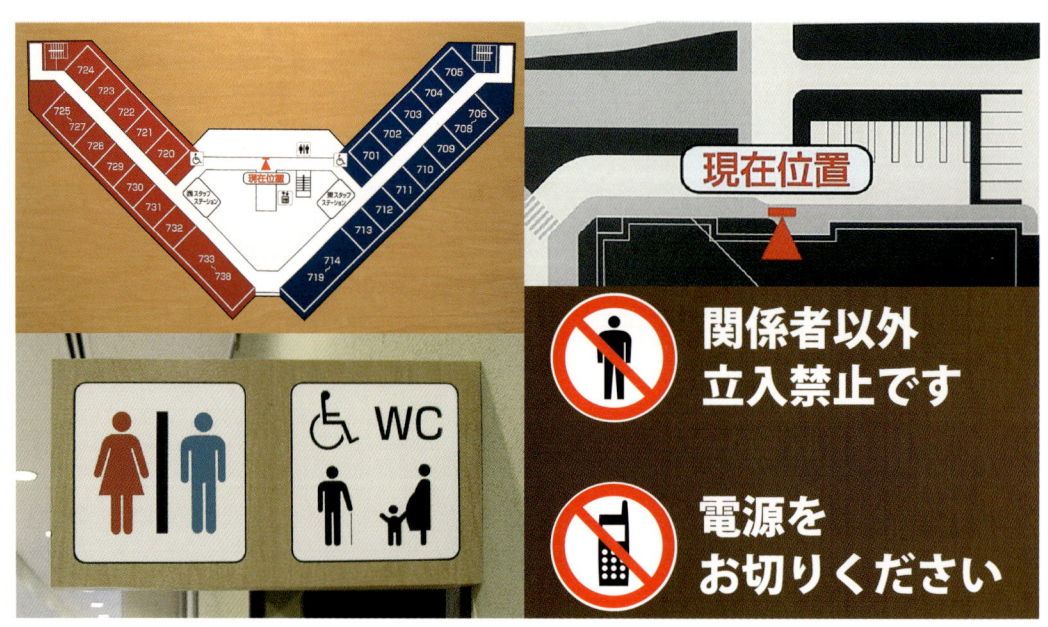

▲案内図やトイレのサインにも色の工夫がされている。

熱が出て朦朧（もうろう）として病院に行くと、「内科を受診する人は受付台にある水色の受付票に書いてください」と言われました。受付台にはパステル調の受付票が何種類か並んでいます。科の名前は書かれていません。

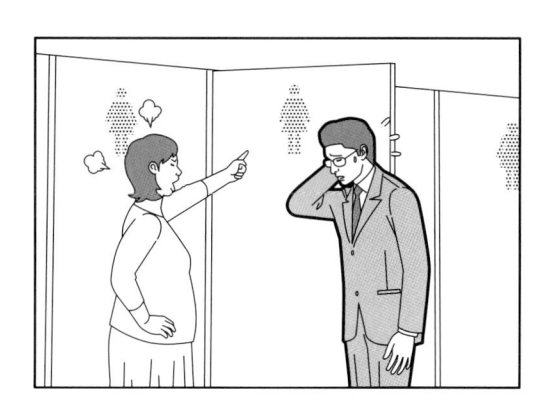

この病院での事例を見てみましょう。まず、うっかりと親切心から色名でコミュニケーションが行われる可能性があるので、受付票には「みずいろ」あるいは「内科受付票」と印刷することにしました。これなら誰にでも分かります。病院というのは、入院している患者さんもいるので、一度作ってしまうと、なかなか簡単には改装できません。この草加市の病院は2004年に新設されましたが、設計段階から様々な工夫をし、色弱者にも利用しやすい施設になっています。

いちばんの工夫は、施設内の案内表示です。従来なら色の塗り分けだけで案内していたサインを改良し、色だけでなく色名も併記して案内しています。「みどり色の線に沿って進んでください」とか、「あかい部屋の先生のところに行ってください」といった説明をした際にも、色名を見ることで色の見分けが付かなくても迷うことがない作りになっています。

また、施設案内地図の「現在位置」の色を、明るい赤橙にしています。これによって、色弱者でも自分が今どこにいるのかが見やすくなりました。施設の中の案内でも従来は、入院病棟・内科・神経科といった分類がとても細かく色分けされていましたが、それを整理してまとめることで色数をおさえています。

そのほかにも、トイレの男女別案内は水色とピンクではなく、男性用を青、女性用を赤橙にすることで、どんな人にも見やすいようにしています。トイレは慌てて入ることもあるので、案内図は直感的に分かることが大切です。

会計の呼び出し案内板にも工夫がされています。従来の黒い中に赤い文字で表示されるタイプのものは見やすいものではありませんでした。この施設では青い液晶の中に白い文字で表示されるタイプのものを使用しています。誰にでも見やすい案内板になったわけです。

病院は、体調が悪い時に不安な気持ちで行くところです。案内が分かりにくいと、体調不良なのにさらに歩き回ることになってしまいます。そうならないためにも、すべての病院でカラーユニバーサルデザインが取り入れられることが望まれます。

## 3-06. 博物館など公共施設の展示物を分かりやすく

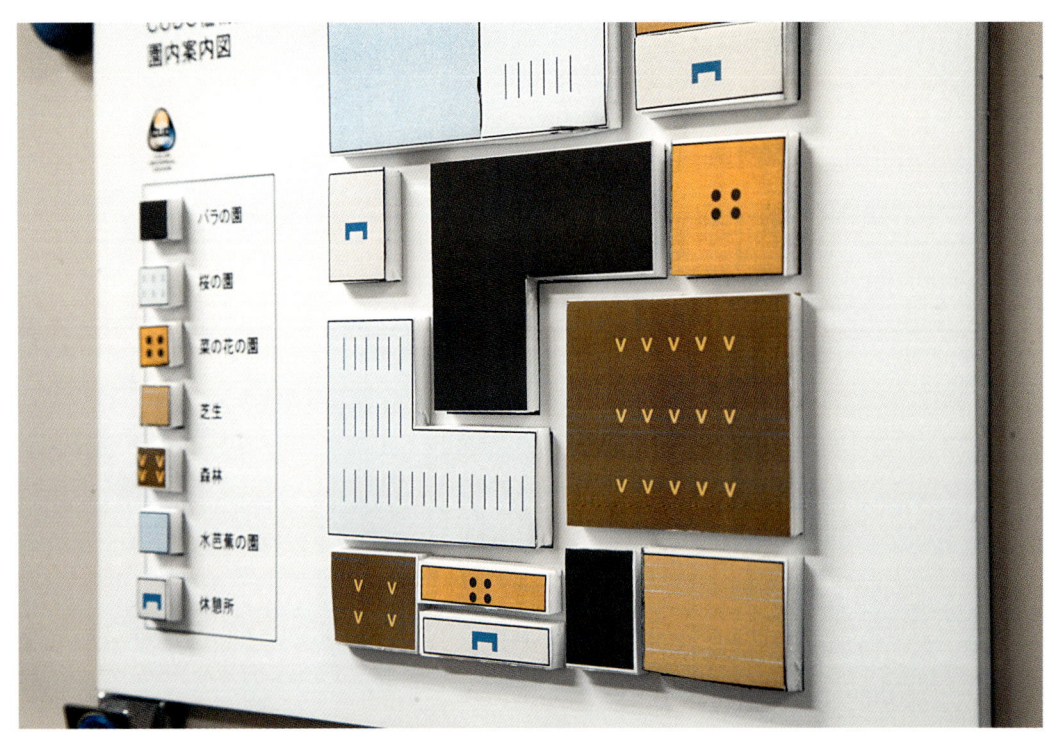

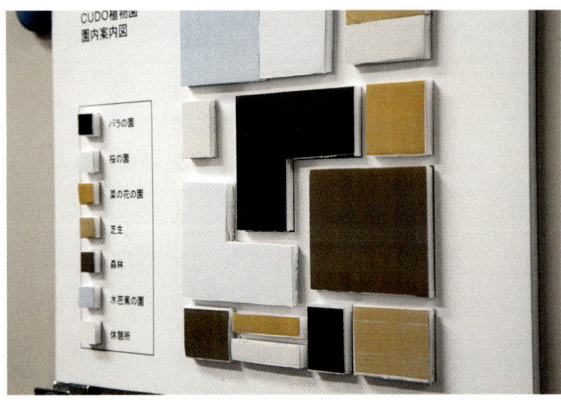

▲シミュレーション：色で見分けられない場合にも、模様や印をつけるだけで、誰にでも分かりやすくなる。

分かりやすくするためには、まずは色分け、次に形、最後に文字で説明するのが基本。ところが、すっきりしたデザインを好ましいと思い、つい色分けだけにしてしまう。形や文字は無しにする。

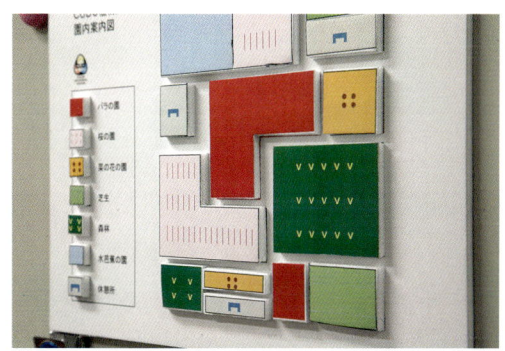

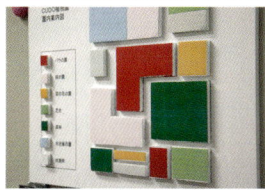

▲オリジナル：C型にも見分けやすいのはどちらでしょう。

　まずは、見分けられる色を選ぶ、次に形、そして文字の説明も必ず付ける。こうして作られた博物館の説明は暗い展示室でもよく分かるようになりました。
　博物館には実物の他に模型などの展示物があります。こういった展示は間違いがあったり新たな発見などが無い限り、一度作られると更新することはあまりありません。コストもかかり、簡単に作り直すことができるものではありませんから、せっかくカラーユニバーサルデザインに対応させようとしても、新たに作り直すことができない場合が多いのです。ではまったく対応のしようがないのでしょうか。
　ここで紹介している展示模型では、CUDに配慮されていない立体模型は凡例と色だけで関連づけられ、色弱者には似たような色彩で色分けがされて、見分けが付きにくくなっていますが、改善模型では、それを、同じような色彩の部分でも見分けが付くように、マークをつけています。従来の設備に簡単なマークをつけるだけで大丈夫なのです。これなら、それほどお金もかかりませんし、特に面倒な作業でもありません。ちょっとした工夫で誰にでも見やすい表示ができるという良い例だと思います。
　ただし、博物館などの公共施設では難しい問題もあります。博物館は歴史や文化など、それぞれいろいろなテーマを持っています。その中で、地学の博物館などの場合では、関連する学会などで世界的に塗り方や色分け、表記の記号が決まっていることがあります。活断層はこういった記号、石灰岩の地層はこの色、といったことが学会のルールで決められているわけです。ですから、見づらいといっても、勝手に展示のデザインを変えるわけにはゆきません。こういった施設の場合は、その決まりの中で少しでも見やすくしてゆく努力をするしかありません。
　カラーユニバーサルデザイン機構では、全国の様々な自治体から依頼を受けて、各地の博物館や施設をチェックしてきました。その活動の中で、CUDに配慮した施設は年を追うごとに増えています。

## 3-07. 自治体で色づかいガイドラインが発行されています

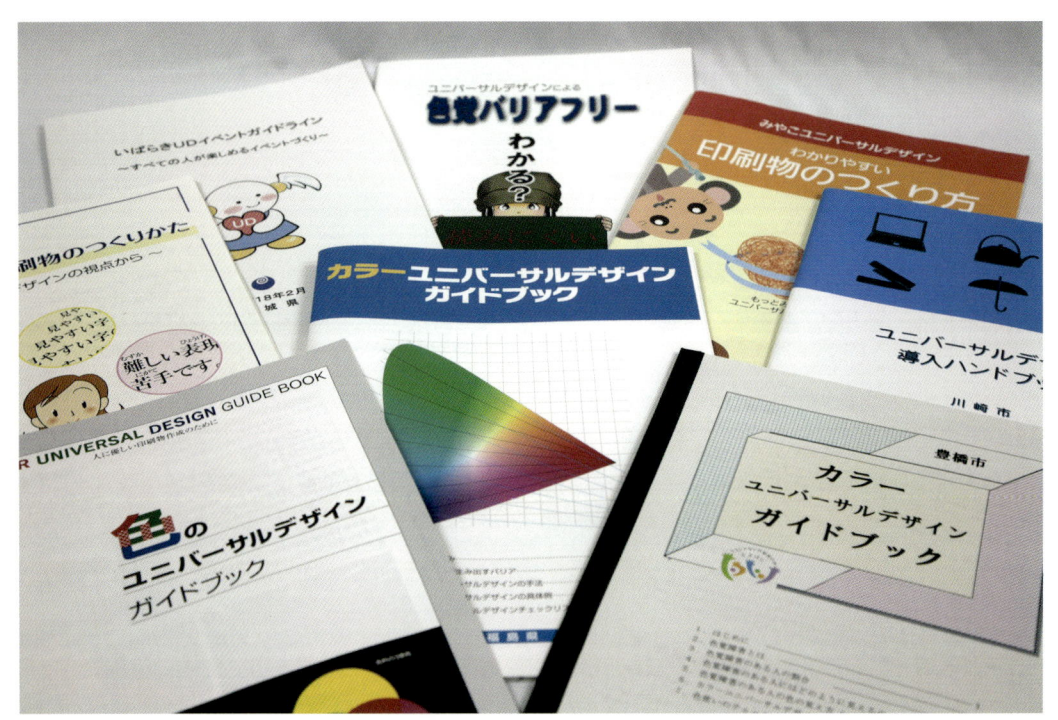

▲日本全国、各地の自治体で作られているCUDガイドラインの一例。

官公庁・政府・自治体でも、どんどん対策がとられてきています。安全性の保証もありますから、これからは色覚に配慮した製品や印刷物を作らなければなりません。

　でも、条例や自治体の宣言などで「色覚配慮」が求められても、実際にどうしたらよいのか分かりません。そんなときは、自治体が作るマニュアルなどを積極的に入手して活用しましょう！

　法規制的な側面でも、カラーユニバーサルデザインへの取り組みが進んでいます。全国の自治体で、色づかいに関するガイドラインが作られ、発行されているのです。青森、埼玉、静岡、神奈川、和歌山、東京都の足立区、世田谷区、中央区など多くの自治体が、ガイドラインを作成しマニュアル化を進めています。これらの他にも独自にガイドラインを作成している自治体も多く、徐々に広がっています。

　これらのマニュアルは、色覚だけでなく、ユニバーサルデザイン全体を扱うものも多かったのですが、その中でもカラーユニバーサルデザインは、自治体が新しく取り組み始めた概念なのです。足の不自由な人には高さのバリアフリー、目の見えない人には点字を、といったガイドラインと併せて、カラーユニバーサルデザインへの取り組みがなされています。

　このような冊子には、本書と同じように色覚の特性についての説明や、具体的な「見やすいもの・見にくいもの」の事例が紹介されていますし、教育の現場や公共施設での案内作成といった具体的な取り組みについて解説されているものもあります。ただ単に配慮しましょうというだけではなく、具体的に何をどうしていけばいいのかというマニュアルが大切なのです。

　このようなガイドラインは、自治体だけではなく、JIS（日本工業規格）や総務省といった団体でも作成され、具体的な改善のためのパンフレットや冊子が作られています。企業が独自に作成した分厚いガイドラインもたくさんあります。このようなマニュアルにしたがって、街づくりや製品開発、教育などがなされてゆくことが大切です。

　電化製品に使う発光ダイオードの色彩に関しては、「JIS安全色光使用通則」によって規定されていますが、よりカラーユニバーサルデザインに配慮した色づかいへと進めてゆくと良いでしょう。企業はこういったガイドラインにしたがって製品を開発することで、新たなマーケットに販路を広げながら、社会に貢献すべくCUDを推し進めてゆくことができるのです。

# 3-08. 教育機関での配慮が広がっています

　色覚には多様性があり、万人が同じ色を見ているのではないという事実が常識になるのはいつのことでしょうか。その時が来るまで色弱の子供たちとどのように接し、育ててゆけばよいでしょうか。

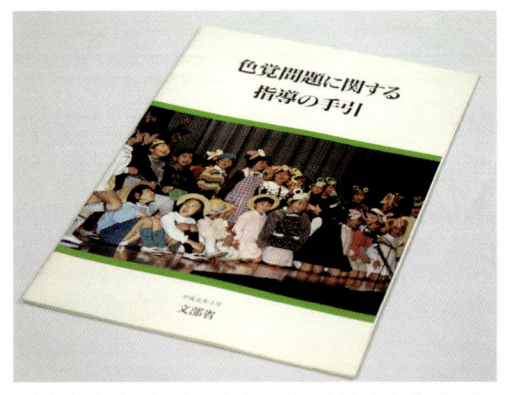

▲文部省(当時)が作成し全国の教職員向けに配布した「色覚問題に関する指導の手引」。

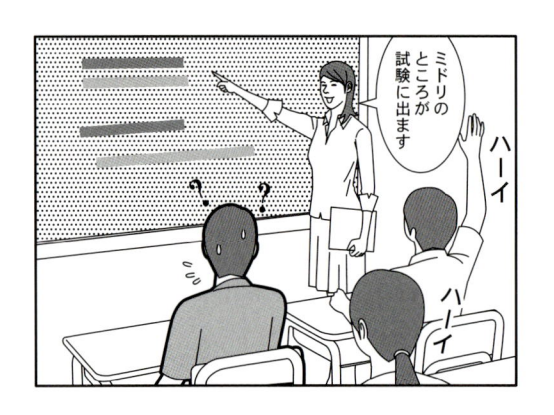

　色覚のことをうまく説明できる人はまだまだ少なく、色弱者でありながら、色の専門家でもある人や団体が必要不可欠です。

　ネットで調べるといろいろな情報があります。日本では色弱者は男性で20人に1人はいる計算です。男女各20人の40人学級ならば1人、全国の小・中・高で約40万人もの、C型とは色覚が異なる生徒がいるわけです。

　教育の現場は、色覚問題について正しい知識を持つことが大切です。そのために、「色覚問題に関する指導の手引」という冊子が1989年と1994年、文部省(当時)によって発行されました。

　内容としては、生徒の学校生活への対応方法から、具体的な黒板への板書の仕方、OHP作成の留意点などが書かれています。黒板で赤いチョークを使う際は、下線や囲みなどを併用して強調する、図を描いて色分けするときには、文字や記号を併用する、作文の添削に使う赤字はなるべく太字にする、といった細かい指導方法から、生徒のプライバシー保護の問題、保護者との連携の問題など、現場での留意点が多方面から解説されています。

　この冊子は文科省により全国の学校に配布され、現場の教師の教育に役立てるように指導されています。しかし色弱の子供や保護者と現場の間には、ギャップのあることが多いのが現状です。色覚の問題が根拠のないいじめなどにつながることは絶対に避けなくてはなりません。そのためにも、教師一人ひとりが色覚の違いについて知識を持ち、適切な指導を行えるようになることが大切です。

　この「色覚問題に関する指導の手引」は、WEBサイトからPDF形式でダウンロードして読むこともできます。
http://www.nig.ac.jp/colormonbushou_tebiki_1.html

　色弱者の子供を持つお母さんが学校側の配慮を求める際に、この手引をプリントして学校側の理解を求めるといった使い方がなされているようです。色覚問題がどのようなものかについて理解したいという方は、一読されてみてはいかがでしょうか。

## 3-09. 鉄道会社も様々な配慮に取り組んでいます

　日本中の駅で「バリアフリー」や「ユニバーサルデザイン」という言葉をよく見かけます。しかしその中に「色覚バリアフリー／カラーユニバーサルデザイン」については書かれているでしょうか？

　カラーユニバーサルデザインは他の多くのバリアフリーと比較すると、かなり新しい概念です。今この概念を採用し配慮している企業は最先端と言えるわけですが、JRはすでにこの考え方をとり入れて駅の混雑を解消しています。

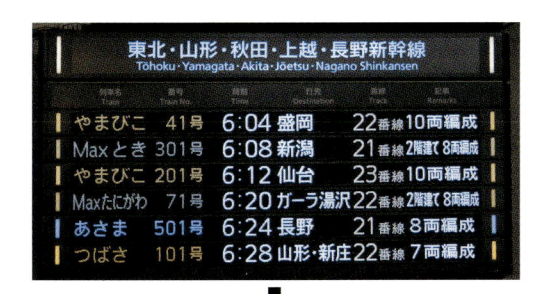

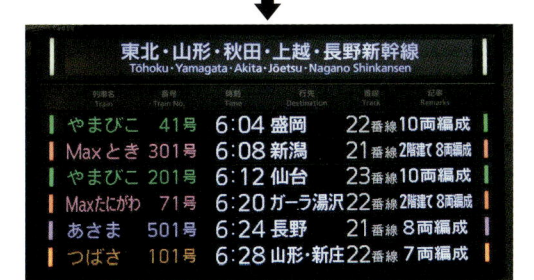

▲構内のサインをシミュレーションして改善。

　かつて鉄道会社の多くで、色弱者の採用は一切お断りしていた時代があったと言うことです。少し前まで、切符の券売機は、黒のボタンの中に、赤いライトで「130」といったように値段が表示される形のものばかりでした。これはC型以外の色覚を持つ人（特にP型の人）にとっては、とても見づらく不便な面がありました。

　しかし、現在都市部を中心として、電子表示の券売機があたりまえになっており、黒地に白文字で値段表示される形が一般的です。色覚に関係なく、どんな人にも見やすい表示になってきています。

　ほかにも鉄道会社は様々な取り組みをしています。「段鼻」というものをご存じでしょうか。駅の階段の角の部分につけられている滑り止めのことで、階段の端が分かるように、という目的でつけられています。これが、階段の色と見分けにくい単色で作られている場合には、階段の終わりに気がつかずに転倒するようなことも起こります。

　今では多様な色覚に配慮して、この段鼻の多くはC型の為の赤と色弱者用の黄色など、2色セットで作られています。その他、発車する電車の案内掲示板やトイレの場所案内を見やすく分かりやすいものにすることで、利用者の滞留時間が縮小され、駅の平均利用滞在時間が大幅に短縮され、移動が円滑化されたと言われています。

　こういった改善を行うために、鉄道会社ではコンピュータを使った色覚シミュレーション等を使用しています。色弱者や白内障のシミュレーターを使い、駅構内で撮影したビデオを変換し検証しているのです。これによって、どんな場面でどんな問題が起きるのかといったことが数多く発見されています。

　すでに改善されたものも多く、今後も、駅のホームの地面に書かれた、「先発は赤い線に並んでください」「次発は緑に並んでください」といった「色名を使ったメッセージ」や、その色のライン表示自体が判断しにくかったり、発車時刻案内で特急を赤で表示していて見えにくい、といった問題なども解決改善されてゆくということです。駅の使い勝手はこれからもっと良くなってゆくでしょう。

# 3-10. 塗る道具も進化しています

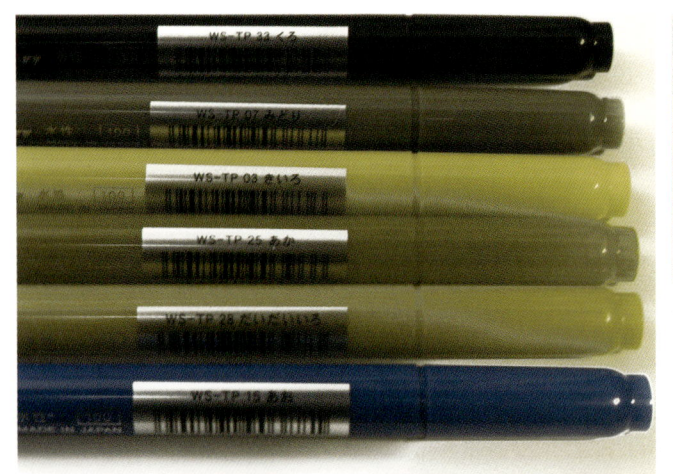

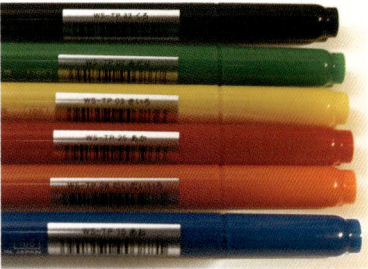

▲オリジナル：C型にも分かりやすい。

▲▼シミュレーション：色名が書かれているので何色が入っているかすぐ分かる。

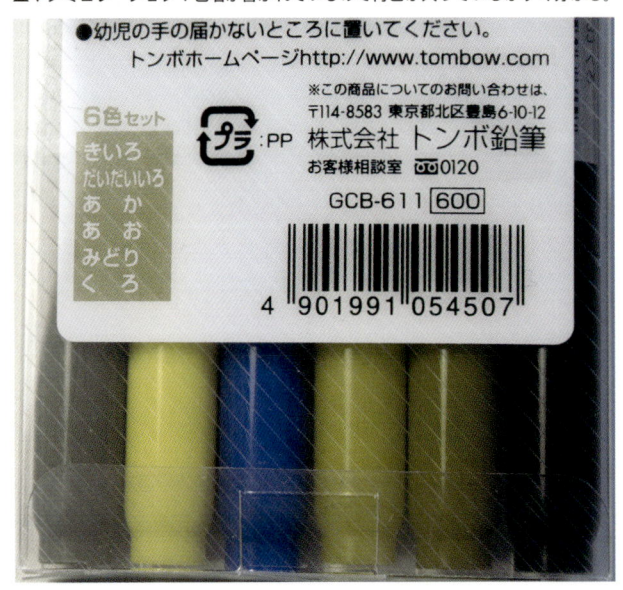

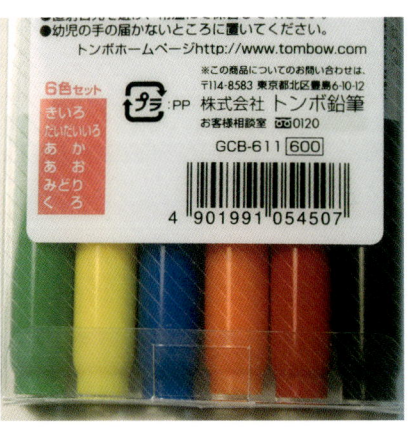

▲オリジナル：上のペンのケース裏側。

---

●比較画像について
この色覚シミュレーション画像は強度の色弱者の感じ方を説明するもので、実際に見えている世界を再現したものではありません。色の見え方には個人差があります。
●呼称について
本書における色覚タイプの呼称はCUDOが提唱する表現に沿っています。【C型】：正常色覚者＝一般色覚者／【P型（1型）、D型（2型）】：色覚異常者＝色弱者

文具店で1本100円のペンを手に取り、この微妙なペンの色は何色だろう？　そんなことをよく店頭で考えていました。でも使っているうちに何色か忘れてしまったり。そもそもどうして色名が書かれてないのでしょう。

　商品には管理のための製品番号、バーコードや品質の表示が記載されています。そこに「あか」「くろ」といった色名を書いてもらったので、もう迷うことはありません。使い終わるまで分かります。

　筆記具業界の取り組みにより、色つきの筆記用具には色名が記載されるようになりました。以前までは、ペンのボディの色だけでは、赤なのか緑なのか分からず、間違って使用することもありました。しかし、ボディに「赤」「黒」「緑」などと表記されるようになったことで、どんな色覚の人でも間違わずに使うことができるようになっています。文房具屋さんに行ってサインペンなどを見てみてください。ほとんどの物に色名が書かれていることに気がつくでしょう。日本製のものにはほとんど書かれているはずです。しかし、外国製のものには書かれていないことも多く、まだ困る場面もあります。100円ショップなどで売られている安い文房具には、色名がほとんど書かれていません。外国製だったりすることが原因のようです。

　クレヨンは、クレヨンを巻く紙の部分に色名が書かれています。しかし、クレヨンを使い続けて紙の部分が無くなってしまうと色名が分からなくなってしまいます。私の母は、クレヨンの軸に色名を書いたラベルを貼って間違えないように独自の工夫をしてくれました。絵の具では、チューブに色名が書かれていますが、パレットに出した時点で色名が分からなくなって間違うこともあります。ただ、絵の具自体に色の名前を書くことはできませんから、パレットに色名を書きました。

　文房具だけでなく、女性のメイクや洋服にも言えることですが、色が分からない場合は、身近な人に聞くという方法も取られます。化粧品の場合ならば、メイクアドバイザーにカラーコーディネートをしてもらうといった方法もよいでしょう。その時選んだ化粧品の番号を覚えておくことで購入の際に迷わなくなります。

## 3-11. レーザーポインターは赤とは限りません

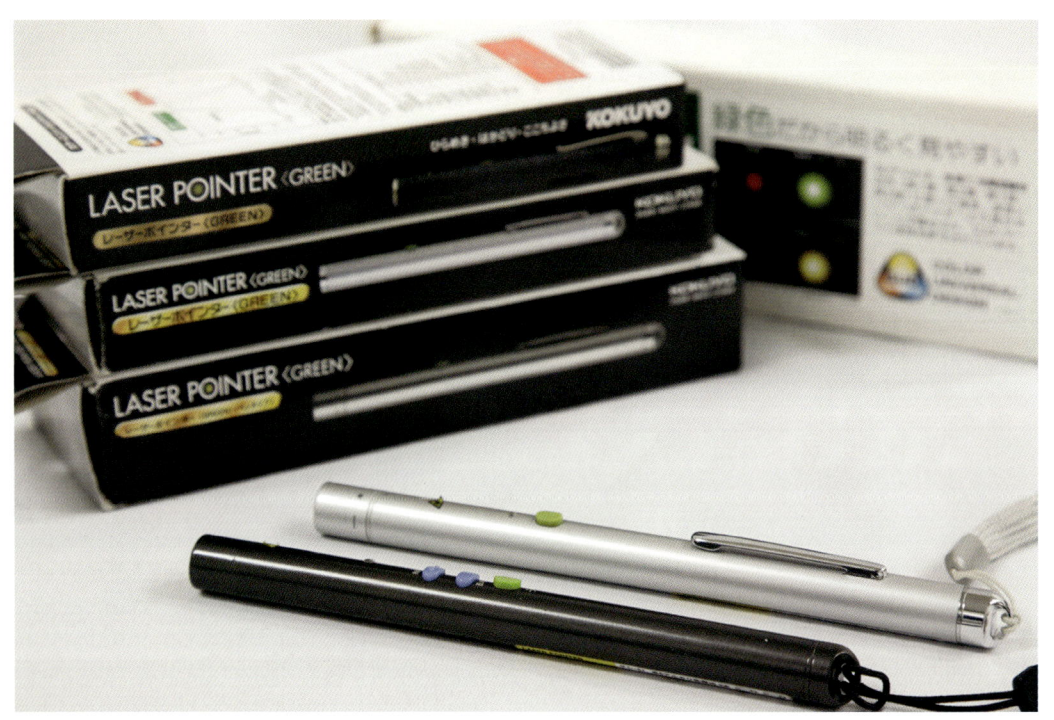

▲多くのメーカーから誰にでも見やすいグリーンレーザーポインターが発売されている。

「私が言いたいのはここだけ、これが大事なのです!」

こう力説しながらプレゼンで電池の切れたレーザーポインターを振っているところを想像してみてください。

「あなたは何を言いたいのですか? 何を言いたいのか全く分かりませんよ?」

赤のレーザーポインターは危険です。眼に悪いというのではなく、特定の色弱者にはほとんど見えない色なのです。そのことを知らずに赤のレーザーポインターを使ってしまうと大変!

パソコンやプロジェクターを使ったプレゼンテーションで威力を発揮するレーザーポインター。波長630～690nm程度の低出力な赤色の半導体レーザーを用いた製品が主流です。しかし、P型の人にとって、赤いレーザーポインターの光はとても見づらいものです。赤は暗く見えるので、見えにくかったり、光自体が見えなかったりします。「ここを見て下さい」と光でどこかをさされても、光自体が見えず、狐につままれたような感覚を覚えます。

以前、野球選手の眼にレーザーポインターを当てるという事件があったり、玩具用のレーザーポインターで網膜を損傷する子供が出たりした影響で、2001年、レーザーポインターは消費生活用製品安全法の規制対象製品に指定されました。それによって、ただでさえ暗くて見づらかった赤い光がさらに暗い出力に調整され、一時的にはレーザーポインター自体が店頭から姿を消したこともありました。

そんな時期に開発・発売されたのが、「高知豊中技研」や「コクヨ」のグリーンレーザーポインターでした。従来赤だった光の色を緑にした製品です。このグリーンレーザーポインターは、国内で初めて消費生活用製品安全法に認定された製品です。

緑のレーザーポインターが有利な最大の理由は、色に対する人間の眼の感度特性にあります。人間の眼は緑や黄色に対して感受性が高く、赤の光に対してはあまり感受性が高くありません。ですから、同じワット数の光でも、緑にしたほうが明るく感じられるわけです。P型D型の人に見やすいばかりでなく、C型の人にもより明るく見やすい製品になりました。

また、このグリーンレーザーは、ペンタイプのものだけではなく、光学実験用や工業用、土木建築、医学用など用途別に様々なタイプが用意されており、どんな場面でも見やすい光を作り出すことができるようになっています。

## 3-12. 学級のみんなが見やすいチョーク

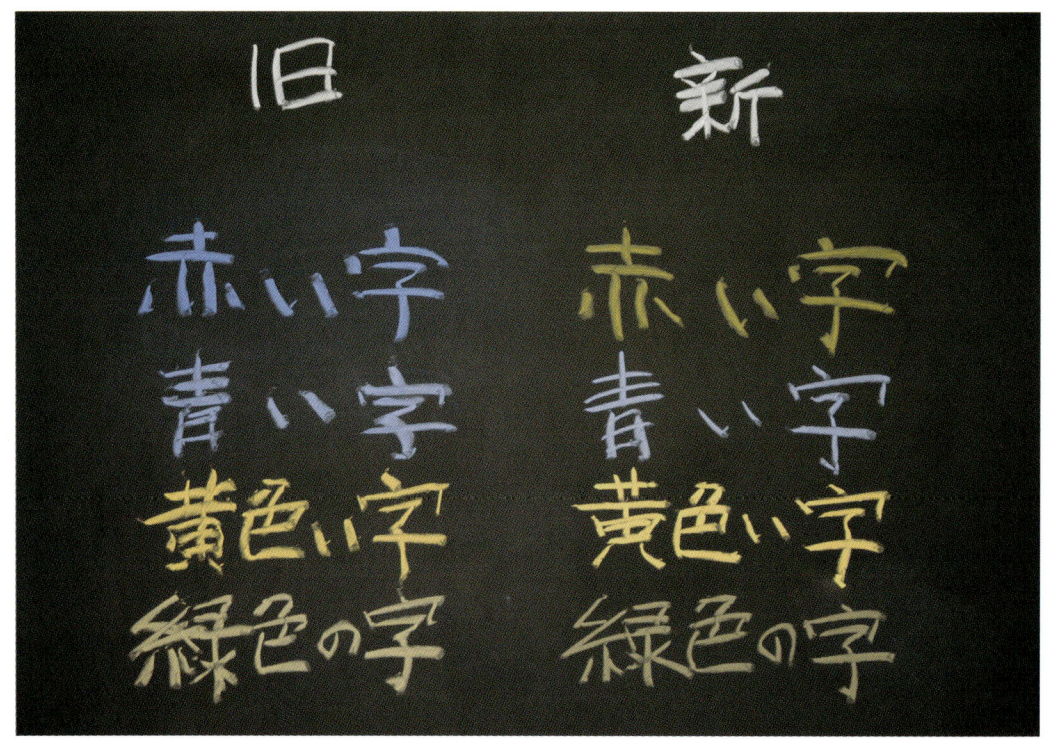

▲シミュレーション：黒板に書かれたチョークの文字。旧と新を見比べてください。色分けが分かるでしょうか。

●比較画像について
この色覚シミュレーション画像は強度の色弱者の感じ方を説明するもので、実際に見えている世界を再現したものではありません。色の見え方には個人差があります。
●呼称について
本書における色覚タイプの呼称はCUDOが提唱する表現に沿っています。【C型】：正常色覚者＝一般色覚者／【P型（1型）、D型（2型）】：色覚異常者＝色弱者

「はい、先生が赤で書いたところを読んでください！」

先生！　色覚は万人に共通の物ではありませんし、クラスに1人は色弱の生徒がいるかもしれませんよ。そのチョーク大丈夫ですか？

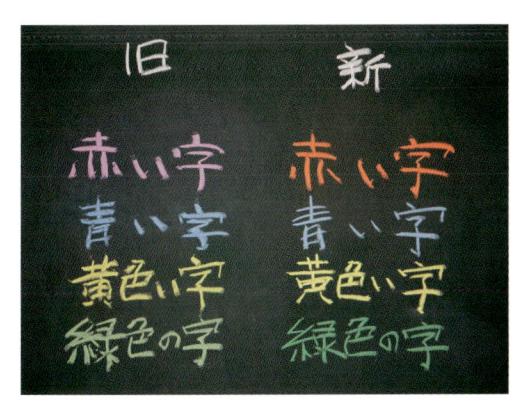

▲オリジナル。

必要以上に色チョークを使う必要は無いのだけれど、ここで紹介するチョークなら色の見分けができます。それぞれの色の「名前」は言えないけれど、4種類の色が違って見える工夫がされています。

学校教育用の色チョークは、従来色弱者の子供達には色が見分けにくいものでした。文科省はなるべく白と黄色のチョークだけを使用するように指導していますが、授業では色分けが有効な場合も多く、実際に学校へ行ってみると、赤や青のチョークが用意され使われています。そこで、それぞれの色味を調整することで、より多くの生徒が見分けられる色に改善されたチョークが作られています。

「日本理化学工業」では、色弱者対応チョークとして「ダストレスeyeチョーク」を開発・販売しています。このチョークでは、色の明度や彩度に差を付けた朱赤、黄、緑、青の4色を使用することで、色弱者の生徒にも見分けがつきやすいようになっています。チョークに使える様々な色の中から、選択された4つの色分けにより、色の混同を防いでいるのです。さらにパッケージには見やすい板書方法の解説が書かれ、6本入りのチョークには色名が分かりやすいように色別シートが内部に表示されているなどの工夫がなされています。

この製品は、色覚に詳しい医師・科学者の意見などを積極的に取り入れて開発されました。さまざまな色覚を持つ人との相談、試作を重ね、最終的には5種の色覚型の人たちでテストを行い、製品化に伴いCUD認定商品となっています。

このような製品ですが、これを使っていれば教師の配慮はいらないというわけではありません。このチョークを使うことで、色弱者の生徒も色の区別はできるようになりますが、色名が分かるものではないからです。授業で色名を使うのであれば、黒板にこの色は赤、この色は緑といった見本を書いておけば良いでしょう。生徒に質問するときにも色名を使わないなどの配慮も同時に必要になります。白、黄色ですむ場合にはそれ以上の色を使わないことも大切です。

## 3-13. 施設案内サイン

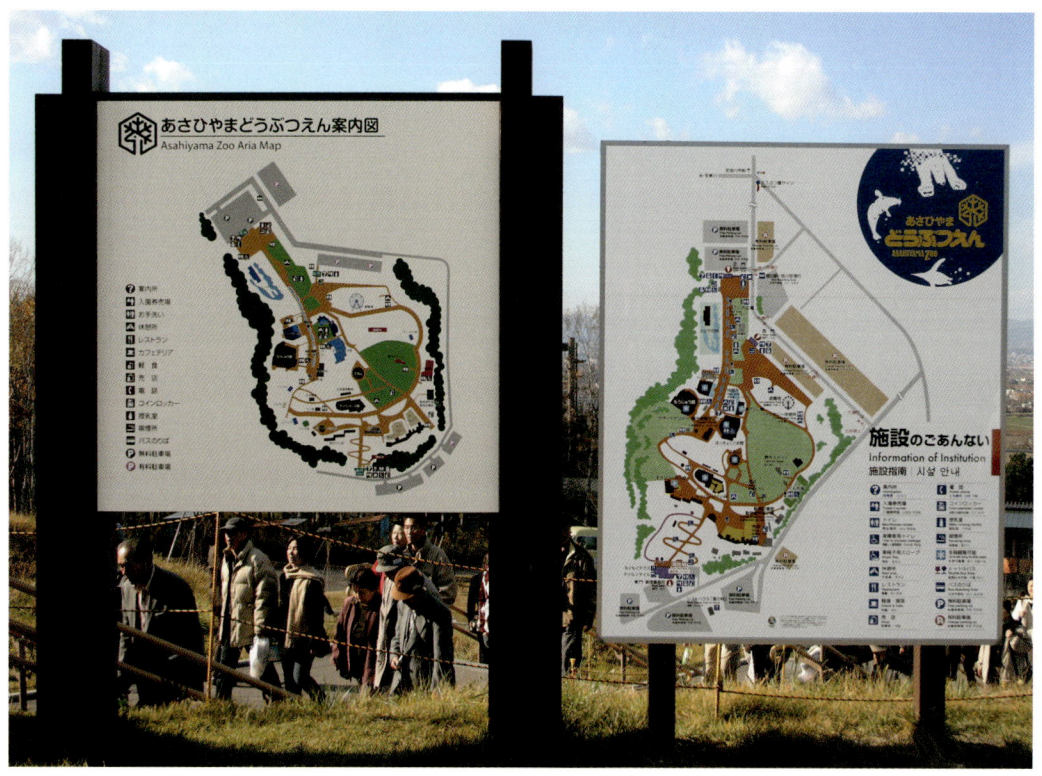

▲CUDマーク付サインの中で、日本最北端に位置する北海道旭山動物園の案内図。

案内板は、その施設やエリアに不案内な人たちへのお助けツールです。見なくても分かる人は見に来たりしません。でも、「色で分かる」という案内図は万人に共通のお助けツールでしょうか？

　遊園地などでゾーン案内を作成するとき、それぞれの場所にパステル調の色を割り当てて色だけで案内すると、色弱者は困ることがあります。
　全国の様々な施設で、色の塗り分け方、塗り方、セパレートカラーの利用などの工夫を施した、だれにでも見やすい案内サインが作成され始めました。
　動物の生態を自然のままに見られることで人気の旭山動物園でも、カラーユニバーサルデザインへの取り組みがなされています。園内の施設案内図では、色覚に関係なく誰にでも見やすいように工夫がされています。具体的には、屋外で動物が見られる場所、建物に動物がいる場所、道、森といったゾーンの色分けの色合いをどんな色覚の人にも見分けやすい色でデザインしています。
　また、道路の部分には、園内見学ルートを点線で表すなどの方法がとられています。これなら誰でも迷わずに目的の動物を見ることができるでしょう。さらに、施設を表すマークに余計な色づかいをせずに、青で統一することで見やすさに配慮しています。現在地を表す赤も、明るい赤を使い、文字を白抜きにすることで読みやすいものになっています。
　園内には路線バスとシャトルバスがありますが、バス停を色分けするだけではなく、形を四角マークと丸マークに変えています。色づかいだけでなく、別の物は別の形に変えることで情報が伝達可能になるのです。色という情報に文字や形状の情報を追加してゆくことが大切です。
　旭山動物園は、設計したデザイナーに理解と知識があったので配慮のある設計がなされているという良い例です。最終的な施設のチェックは北海道CUDOが行いました。現場のデザイナーやクライアントが知識を持つことで、見やすい案内図を作成することができるのです。
　どんな色を選べばよいのか悩むデザイナーのためにCUDOでは新しいプロジェクトを進めています(4-17参照)。

## 3-14. 表計算ソフトのグラフ

「パソコンで世の中が便利になった」と言って使っているけれど、本当に便利になったのでしょうか。80年代まではグラフはどうやって書いたのか忘れてしまったのですか？ あの頃よりずっと分かりにくいものになっていませんか？

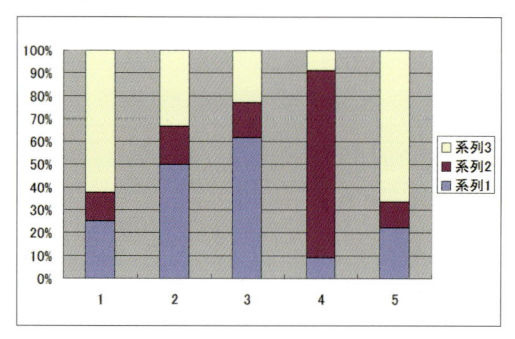

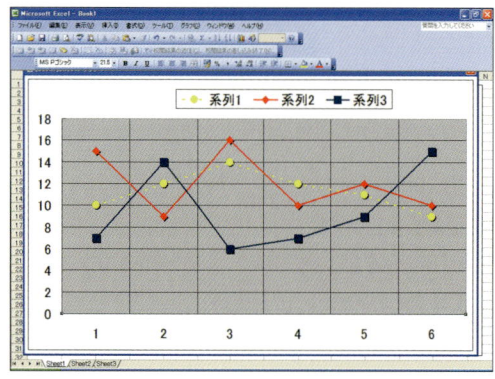

▲表計算ソフトのグラフは、たいてい初期設定で使っています。

かつてプレゼン用のグラフを描くときは時間をかけて、よく考えて描いていました。ファックスで送っても使えるように作っていました。だから、その頃の知恵を使えば、もっと良いグラフが作れるはずなのです。

表計算ソフトでグラフを作成するときに、円グラフや棒グラフでは、初期設定で配色が決められていますから、この設定のままグラフを作成する人が多いのが現状ではないでしょうか。しかし、表計算ソフトのグラフ表示を使うときに、初期設定のままでは色弱者には意図が伝わらないことがあるのです。

この配色の設定は自由に変更をすることが可能で、少し工夫すれば、より多くの色覚の人に見やすいグラフを作成することができます。グラフの凡例部分の色の囲みをクリックすると、「凡例の書式設定」という画面が表示され使用する色を変更できます。グラフの塗り分けで、まず気をつけたいのは、「明度差をつける」ということです。

白黒時代のグラフは、数値の多いものから少ないものへ、濃淡のグラデーションで表現していました。誰にでも見やすく理解できるグラフという意味では昔のグラフの方がすぐれていたと言って良いでしょう。パソコンでグラフを作成する際には、モノクロで見ても塗り分けが分かるような色を使用することが大事です。

また色以外にも、「凡例の書式設定」画面にある、「塗りつぶし効果」というボタンを押すと、グラデーションやパターンなどを使った塗り分けを行うことができるようになっています。折れ線グラフを作成する際には、線の太さを太くする、マーカー部分のスタイルを四角やひし形などに変えることで見分けをつけやすくすることもできます。

斜線や線の種類、色の塗り方、さらに凡例の位置などを工夫して見やすいグラフ表示をすることを心がけてゆくことで、正確な情報をすべての人に伝えることができるのです。

マイクロソフトのオフィス2007シリーズからは、パワーポイントをグレイスケールで確認する事で、見分けやすいデザインかどうかを、確認することができるようになりました。

# 3-15. 禁止表示の盲点

　手招きする毒蛇や、透明な毒蛇がいたら危険でしょう？　多くの肉食動物は周囲から目立たない姿だったりしますが、人が人のためにデザインするならば、誰にでも危険だと分かるデザインにしないと。

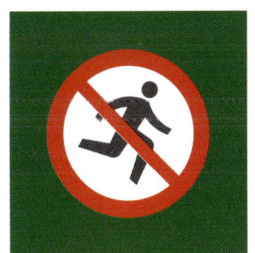

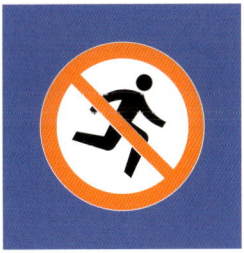

▲背景と赤枠と人体が混同する例（左）と、最近の鉄道でよく見る配慮されたマーク（右）。

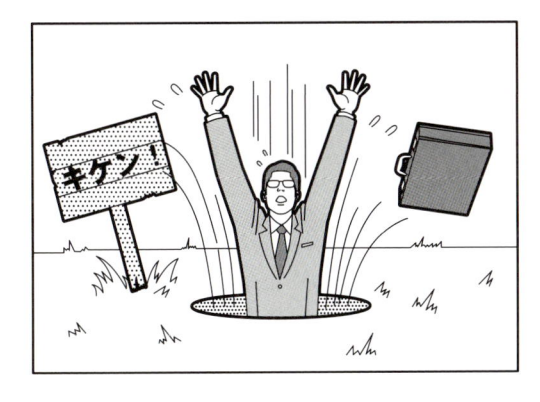

　東京では地下鉄をはじめ、赤橙の禁止表示をよく見かけるようになりました。以前は紅色だったものですが、こんなにあったのかと驚くほど、P型の色弱者には、よく目立つようになってきました。
　禁止表示や危険表示が見えにくいと、人の生命に危険が及んでしまいます。たとえば、崖に看板が立っていたとします。赤色の背景に文字らしきものが黒色で書かれていてP型の人には見えにくい書き方です。すると、人は「なんと書いてあるのかな？」と思って看板を確認するために近づいてゆくのです。看板が読み取れるくらい近づいた時にはもう遅いような内容だと、看板の意味がありません。
　赤という色は、危険を表し注意を促す色としてあらゆる場面で使われています。例えばコピー機の内部など、熱くなる部分があります。触るとやけどをするような部分が赤色で、注意するべき部分が黄色に塗られていたりします。この赤色の注意を読み取れないと、やけどをする危険性があります。
　工業製品は、JIS 安全色で使ってよい色の範囲が定められています。この色の範囲はピンポイントではなく、ある許容範囲を持っています。赤色といってもオレンジ色に近いものから暗い赤まで幅があります。危険表示に使う赤色は、どんな色覚の人にも、赤色であるという共通認識が持てる色味である必要があるのです。
　左に紹介するのは、目立たなかった禁止表示が注意すべき対象として目立つようになってきたという鉄道での例です。禁止表示を明るい赤橙に変更することで、赤と黒が同化することを防いでいます。また、赤橙の円と背景の境界になる部分に白い余白を用いています。この余白があるので駆け込み禁止のマークが見やすくなりました。これならP型でも見分けることができます。
　このような危険表示が増えることで、誰もが安全な暮らしを送ることができるようになるでしょう。

# 3-16. 色の名前が書いてある服

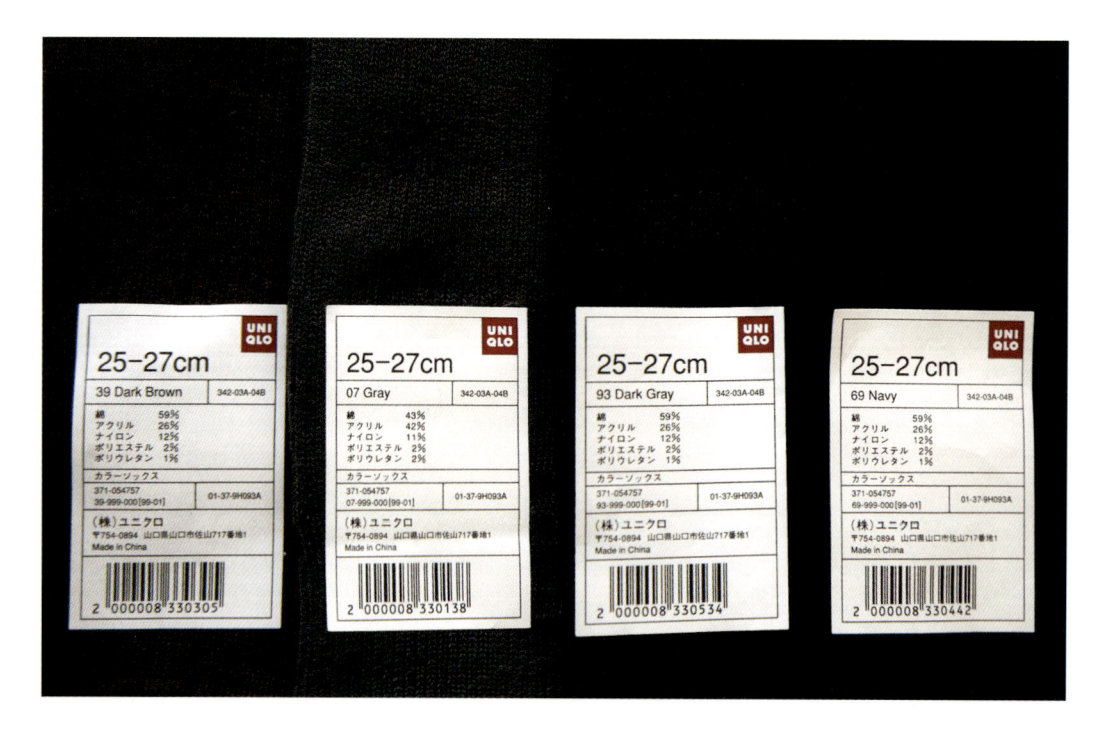

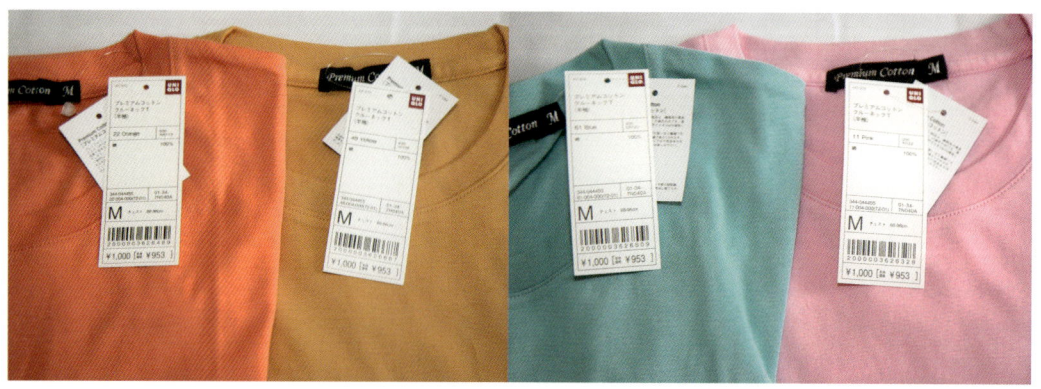

▲ユニクロの商品には色名と色番号が記載されたタグがついている。

おしゃれはしたいのです。でもどんな色の服がどんな風に見えるのかよく分かりません。目の前の服の色が分からないことだってあります。でも最近は、色を教えてくれる機械があるのですってね。

色の名前を教えてくれる器具はありますが、すべての色弱者が器具を買うよりも、服の方に色名や分かりやすい記号などを書いてくれると助かります。だから、そういった服を売っているお店のほうによく行くようになってきました。

ユニクロと言えば、同じ洋服アイテムが様々なカラーバリエーションで販売されていることで有名です。このユニクロの商品には、実はタグに英文で色名が書かれています。また、色番号もあわせて表示されています。たったこれだけのことで、色弱者もタグを見れば1人でカラーコーディネートすることが可能になっています。

服のタグに色名と色番号を印刷するコストはどれだけかかるでしょうか？　元々タグには、いろいろな文字が書かれていますので、デザインを少し変更するだけで印刷費用自体は変らないでしょう。ほとんど費用がかかっていないにもかかわらず、日本だけで約320万人以上もの人に役立っているわけなのです。

洋服の色のコーディネートは色弱者にとって頭を悩ます問題です。あまりにも突拍子もない色の組み合わせにならないように無難な物を選びがちです。周囲に気軽に相談できる人がいない場合には冒険をせず、場違いなものにならぬよう考えては気を使います。しかし、どんな人でも自由にファッションを楽しめる世の中が良いのではないでしょうか。

例えば秋の配色でコーディネイトしようというときに、何番と何番を組み合わせて、ワンポイントで何番のハンカチをポケットに入れると印象が変化する、といったコーディネイト情報がプロデュースされれば、どんな色覚の人でもおしゃれを楽しむことができます。店内に飾られたモデルさんが着ている商品が何番と何番の組み合わせ、といったことが提示されれば、消費者側にとっても提供側にとっても、利益のある情報になるのではないでしょうか。

▲色の名前を音声で教えてくれる「カラートーク2」。

# 3-17. リモコンの改善

「福祉機器みたいなデザインだね」と言われても、より多くの人に使いやすい物をと考えながらデザインしてゆくか、それとも使えない人がいても良いと今の所にとどまるか、そこはデザイナーの腕次第。

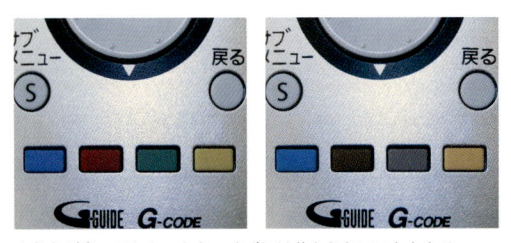

▲色名が書いてなかったら、すぐには分からないこともある。

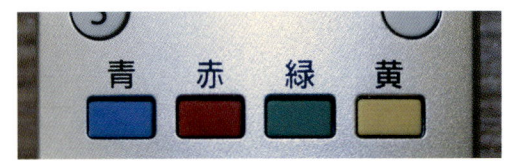

▲今では色名がつけられ、さらに色が調整され分かりやすくなったリモコン。

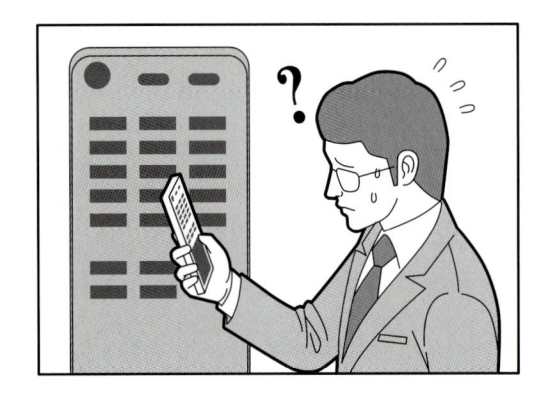

層別商品などと顧客を分けて、若い人は視力が良い傾向だからとか、趣味性が強い商品はユニバーサルデザインから距離があっても良いとか、そういう考え方もあるでしょう。でも色弱の人は老若男女関係なく存在するということを忘れていないでしょうか。

発売当初、デジタルTVのリモコンについているボタンには色名の表記がついていませんでした。テレビ画面の表示では、「赤いボタンを押してください」と言った指示が出ることがよくあります。そんなときにどれを押して良いのか分からないという問題がありました。

現在のリモコンは、全てのメーカーで第1段階としては改善されています。赤いボタンの上には「赤」、緑のボタンの上には「緑」と書かれるようになって助かっています。この色名の印刷には黒などのインクが使われていますが、通常リモコンには元々何らかの文字が書かれています。ですから、特に新たな予算をかけなくても、もともとの文字と一緒に色名を印刷するだけなので、とても簡単に改善することができました。

また、ボタンなどの色味自体もみんなに見やすいものに改善する方向で進んでいます。C型の人の色感でも「赤」「緑」等と感じられ、C型以外の人にも見えやすい共通感覚のものにしてゆくことが進んでいます。リモコン自体の色も、黒や灰色など色々な種類があります。その本体の色にのせた時に見やすい色であることが必要です。

こういったプロダクト製品は、まずカラーチップを使ったCUDチェックを行うところから開発が始まります。使う色の組み合わせがある程度決定した時点で、モックアップ(ダミーの模型)等が製作されます。それを実際に使用する環境と同じ光源の下で使ってみます。

リモコンであれば、白熱電灯、あるいは蛍光灯の下での見え方はどうか、明るい部屋と暗い部屋ではどうかなど検討してゆきます。屋外で使用するプロダクト製品であれば、太陽光の下で見やすいものになっているかどうかを確認する必要があります。これらの検証を経て、はじめて製品として大量生産されてゆくわけです。

# 3-18. みんなが見やすいホームページ

　WEBデザイナーの数は急激に増加し、急激に進化する技術には、無秩序が似合うのでしょうか？　しかし、より分かりやすい表現をしたいと思う気持ちは、誰にでも共通の物ではないのでしょうか。

　多くのWEBデザインは最初からコンピュータの上で作成されます。作成ソフトの中には、カラーユニバーサルデザインに対応した仕組みを持っているものも出てきました。あるいは画像処理ソフトなどで、CUDチェックすることもできます。

　ホームページ上での色づかいを多様性のある色覚に対応した物にするのは大変なことです。しかし、色づかいのガイドラインを設計し、それに従って作業してゆくことでずっと見やすいWEBサイトが出来はじめました。

　ここで紹介している四川料理屋「福満園」の紹介サイトは、CUDの認証を受けた初めてのホームページです。動画フラッシュの使用など多彩な表現が可能な現代のWEBデザイン界において、HTMLの基本にもう一度立ち戻った分かりやすいデザインになっています。

　リンクのあるハイパーテキスト部分はすべて基本設定のリンクカラーであるブルーが使われ、アンダーラインが入っています。また、強調したい部分は色を変えるだけではなく、文字を大きくすることで強調表現をしています。強調部分を赤い文字だけで表示すると、せっかくのオススメ料理が見ている人に伝わらない可能性もあります。

　このサイトでは、強調部分の文字を大きくする方法以外にも、罫線で文字を囲ったり、ボタンの上をマウスが通ると明度差を大きく変えるといった工夫も施されています。また、アクセス地図の表示では、いちばん目立たせたい店舗の場所を赤橙の星マークで表現するといった、色以外の表現方法で多角的にフォローしています。また、文字の読み上げソフトに対応するスタイルシートにも対応しているので、目の不自由な人にも便利なサイトです。

　このサイトは、WEBセーフカラー（Windows、Macintosh共通カラー216色）による配色・デザインを基本としています。OS（オペレーティング・システム）の違いによる見え方の違いを極力小さくするための配慮です。

　このようなサイトはまだまだ数が少ないのが現状ですが、デザイナーの意識が変わってゆくことで企業のサイトなども変化してゆくのではないでしょうか。

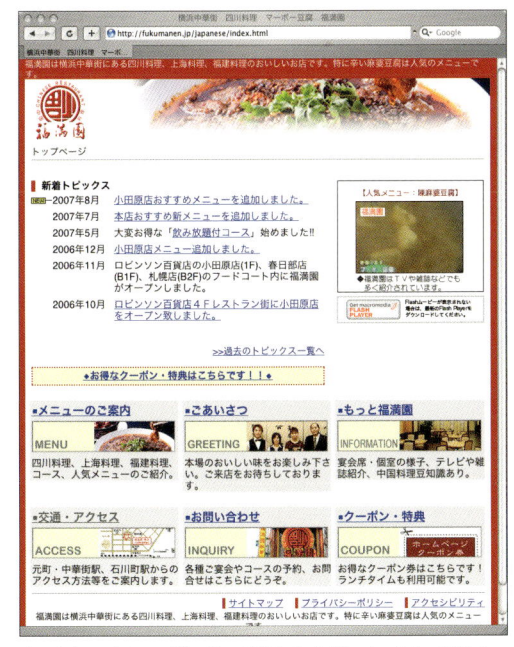

▲アクセシビリティ（サイトの利用しやすさ）の1つとしてCUDに配慮された中華料理店のホームページ（協力：福満園）。

# 3-19. 大きなうねりが日本から始まっています

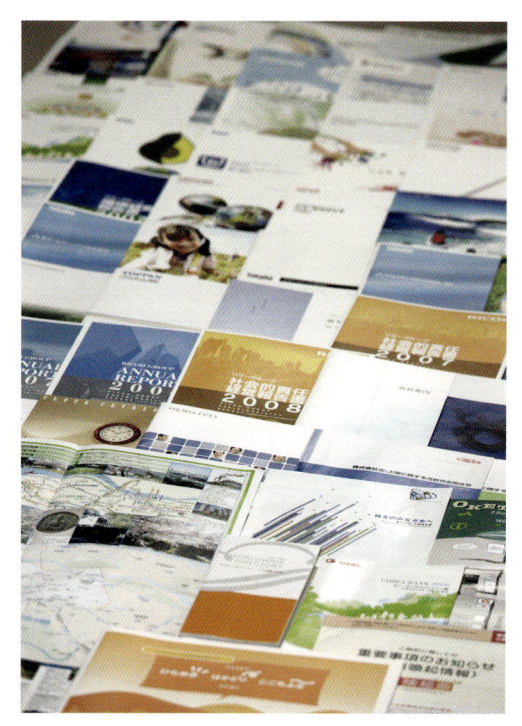

　ここまで第3章で紹介した事例の多くは、CUDOがモニタリング、検証、助言などを通して携わってきたものです。CUDOのコンサルティングを通して、数多くのカラーユニバーサルデザインが実現されています。

　もちろん、ここでは紹介してない事例もたくさん存在しています。CUDへの取り組みは行っていても、あえてそれを公表しない企業もありますし、独自の取り組みをしている企業や行政機関も多く存在しています。

　近年、企業も社会や環境について責任を持つべきであるという考えから、CSR（企業の社会的責任）という概念が生まれています。CSRには地球環境への配慮や誠実な消費者対応といった活動内容を含んでいます。このような流れから、カラーユニバーサルデザインに取り組む企業も増えています。

　企業が社会に向けて、CSRの取り組みを報告するのがCSR報告書です。この報告書をカラーユニバーサルデザインで作成している企業も少なくありません。

　トヨタ自動車、NTTグループ、リコー、宝酒造、JAL、東芝、コクヨといった多くの企業がCUD認証のCSR報告書や環境報告書等を作成しています。先進的な企業の取り組みにより、カラーユニバーサルデザインが世の中に広く認知されはじめているのです。

　もちろん今後も、カラーユニバーサルデザインに取り組む企業がさらに増えてゆくことが望まれます。全体の15%以上の企業や自治体が、この新しいデザイン原理・ルールに取り組んでくれるようになれば、社会は大きく変化し、暮らしやすくなると考えられています。

　これからのカラーユニバーサルデザインは、あえて声高に言わなくても、自然に広がってゆくことが大切なのではないでしょうか。

▲毎年発行されるCSR報告書。

# 第4章

# CUDって、どうやってやるの？

# 4-01. CUDとは

　色覚によって、見分けやすい色づかいが異なっているのですが、今の社会における色彩計画は主として多数派であるC型色覚集団にとって分かりやすいものとなっています。もし、色弱者の方が多数派集団であったら、C型の人のためにCUD普及活動があったことでしょう。お互いに分かりやすい色づかいを考えることが大切です。

　カラーユニバーサルデザイン（CUD）とは、多様な色覚に配慮した色彩設計を言います。より多くの色覚タイプの人に配慮することで、配色のバリアを改善することを目的としています。「カラーユニバーサルデザイン」も「色覚バリアフリー」も共に今のCUDOメンバーによって作られた言葉で、それぞれの違いを厳密に定義したわけではなく、計画の種別などで利用しやすい言葉として選択すれば良いのです。

　足の不自由な人に「高さ」というバリアが存在するように、C型以外の色覚型を持つ人にとって、色を使って様々な情報を伝える現代社会には多くの「色のバリア」が存在しています。地図や案内図などの公共施設のサイン、印刷物、WEBサイト、様々なAV機器などすべての視覚伝達において、伝わりにくい、意味が間違って伝わってしまうということが無くなることが望まれています。そのためにカラーユニバーサルデザインの考え方を活用することで、このようなバリアを改善し、よりよい社会を作ることができるのです。

　カラーユニバーサルデザインとは、どんな色覚を持つ人にも見やすいデザインを意味します。当然ながらP型、D型の人に配慮するあまり、大多数のC型の人が不自然さを感じるものであってはいけません。色の配慮をしてデザインをする、というのは、色数を無秩序に増やすことをやめ、伝えたい情報の優先順位を見直し、利用者側の使いやすさを追求することです。ですから結果的に一般的な色覚の人にとっても整理された見やすいデザインになります。さらに、色の配慮だけでなく、文字の大きさに配慮することや読みやすい文字を選び読みやすくデザインすること、さらには文章や図版が分かりやすいものになっていること等も問われるのはあたりまえのことであり、高齢者にも見やすいなど、多くの人にとって見やすく、美しいと感じられるデザインが、優れたユニバーサルデザインなのではないでしょうか。

　官公庁でも本格的にカラーユニバーサルデザインの実態調査を行うなど、CUDは時代の潮流となっています。

C、P、D型両方にとってわかりやすい色づかい

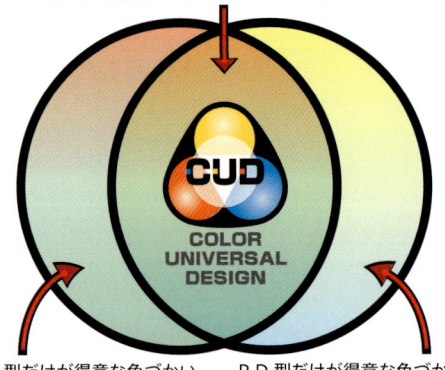

C型だけが得意な色づかい　　P,D型だけが得意な色づかい

# 4-02. CUDにおける配慮とは何か

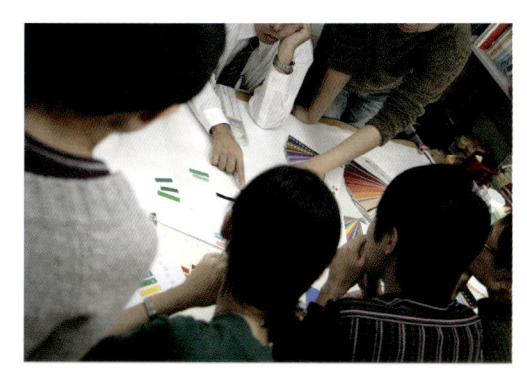

▲実際にそのデザインが配慮されたものになっているかどうかを、頭で考え、実際に色弱者とともに検証。

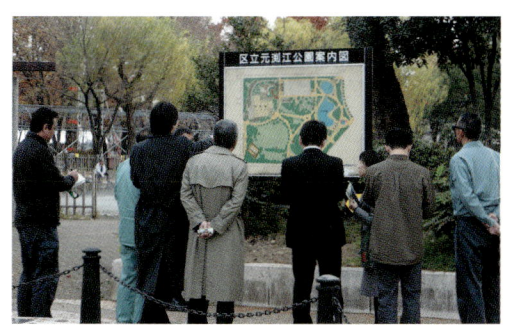

▲CUDO検証者による公園の案内図検証風景（東京都足立区）。

　CUDOでは色弱者を中心とした色覚研究メンバーがCUD技術開発のために色覚の研究を行い、より良いCUDのために有識者やサポーター、協力会社とともにCUDチェックツールやCUDカラーセットの開発等を行っています。これらの作業には臨床的な検査や精度の向上が必要なため、専門的な精密検査を受けた多くの色弱者が協力し、開発された製品や技法を社会に提供しています。

　CUDに配慮する、といった場合の配慮とはいったい何でしょうか。CUDにとっての配慮とは、現状を調査する、問題点を発見する、問題点を改善するという一連の流れを指します。

　CUD問題を調査するには、まず、実際にP型D型の色弱者の協力を求めるという方法があります。身近に色弱者がいるのであれば、見やすいかどうか見てもらうことができます。企業レベルであればCUDOのような第三者評価団体に調査を依頼することもできるでしょう。

　次に、CUDチェックツール（色覚シミュレーター）を使うという方法があります。C型の人には、C型以外の色覚の人がどのような世界を見ているのかが実際には分かりません。しかし、見分けにくい色どうしを近い色にすることで、問題点を見付けることはある程度は可能なのです。赤と緑が見分けにくいなら　赤を抽出して緑にするか、あるいは緑を抽出して赤にするといったような具合です。このような問題明確化のための「シミュレーター」は、ハード製品、PCソフト、シミュレーション眼鏡などいろいろなものが存在します。製品のいくつかは本章で紹介しています。その他、4-18のチェック項目をCUDマネジメントシステムにして品質管理をするという方法もあります。

　そのような方法で何が問題なのかということがはっきりしたら、それを実際に改善していきます。デザイン改善には、色を変える、形を変える、ハッチング（地模様）を施す、補助情報を加えるなどのテクニックがあります。これらは4-11から詳しく解説していきますので、これらを参考にして、よりよいユニバーサルデザインを実現していただきたいと思います。

## 4-03. 分野ごとのCUDを実践するには

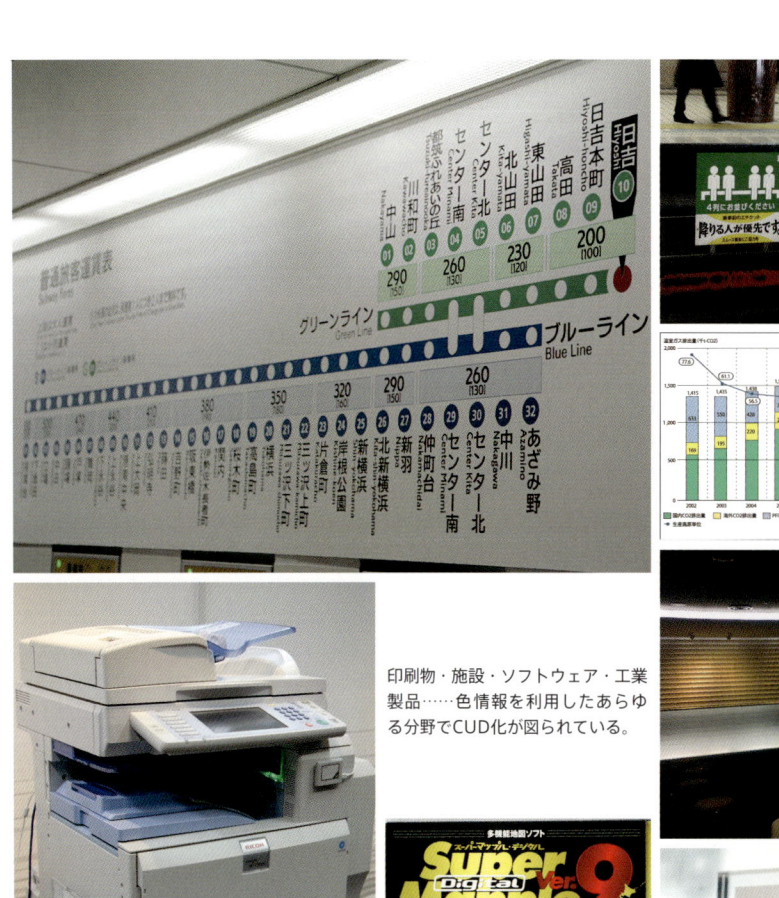

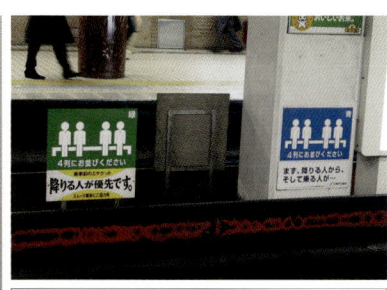

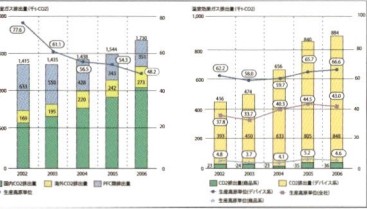

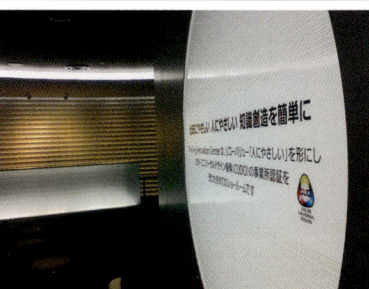

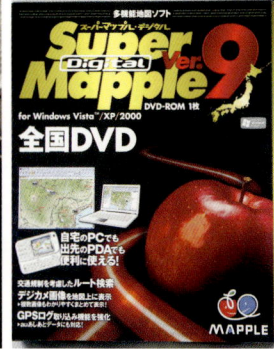

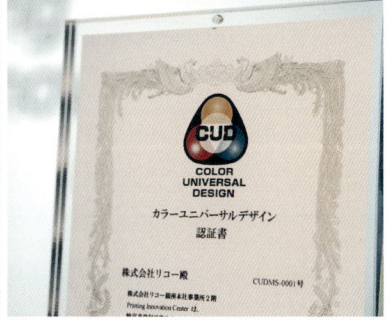

印刷物・施設・ソフトウェア・工業製品……色情報を利用したあらゆる分野でCUD化が図られている。

CUDは扱う媒体によって取り組み方が異なるという点にも注意が必要です。個人的なものならば「配慮した」と言っただけのレベルでもいいかもしれませんが、公共性がある施設であれば、配慮はかなりの精密さが求められます。

　大量生産のプロダクトなら法整備が進んでいるので指針に従う必要もあります。もちろん改善方法は正しいものである必要がありますし、どう改善したのかをレポートする必要がある場合もあるでしょう。

　配慮しているというだけでいいのか、有効性や精密さが求められるものなのか、といった目的の違いがあるわけです。

　CUDに対する最終的なチェックも、現場の責任者が行うだけでよい場合もあるかもしれませんが、外部の専門家など第三者の意見をもらうことも必要になってくるでしょう。色彩計画の中に、多様な色覚を持つ人の製品アセスメント（評価）が必要となるわけです。

　プロダクト製品の色彩計画には、たとえば、商品企画、調査、分析、デザイン、設計、試作、調整、量産試作などの流れがあります。ですから、制作工程の明確化、各担当者が知識を持つこと、どの段階でチェックを入れるのかといった取り決め、最終的な責任を取るのは誰なのかといったことをはっきりさせておくことが大切です。

　印刷物の場合ですと、クライアントからデザイナーが直接仕事を受けるポスターのような物であれば、デザイナーが責任を持って色校まで確認すればよいでしょう。しかし、書籍などでは、編集者、著者、デザイナー、イラストレーター、印刷所、校正者など、関わるすべての人がCUDへの理解を持つ必要があります。それをせずに、色校の段階でCUDアセスメントを行って問題があるとなった場合や、文章内に「赤い部分を見てください」などと書かれていた場合、色の変更だけでなく、著者レベルまで戻す必要が出てきてしまいます。

　そういった事態を起こさないためにも、CUDアセスメントはできるだけ制作過程の上流工程で始めることが必要です。下流へ行くほどコストと時間が浪費されることになります。企画の段階からCUDに取り組むという明確な決定が必要です。

# 4-04. プロダクト大量生産のフロー

　企業ポリシーの1つにユニバーサルデザイン（UD）を取り入れる企業が増加しています。CSR（企業の社会的責任）推進事業の1つに取り入れることで、CUD宣言を内外に行います。そして、問題意識の調査からポリシーの作成、勉強会を開催して、各部門からの意見聴取を行うといった活動をしています。

　企業・団体ごとに内部のCUDガイドラインを整備しておけば、「商品の開発には企画段階からCUDに留意すること」という一言がつけられて、各デザイナーにもガイドライン遵守通達が届きます。そうして作られた製品は最終段階でのアセスメントも、ほとんど問題なく合格することでしょう。業界全体でCUDに取り組んでいる場合もありますし、外部団体に頼んで独自に商品開発をする企業もあり、取り組み方は様々ですが、ガイドライン作成型のワークフローは有効に働きます。

　プロダクト製品は、本体、ボタン、発光ダイオードなどの発光部分など各機能部位ごとに仕様・ガイドラインを作成します。プロダクト製品の場合、最終製品ができるまでのすべての工程に関わる人がCUDをきちんと理解していることも大切です。部分的な理解だけでは、どこかの工程で色が変化してしまうようなことが起きかねません。商品の検証をして第1ロットはOKでも、第2ロットでは誰かの都合で色が変わってしまうこともあるわけです。現場レベルで色覚に関する知識がある人がいないということが原因でしょう。担当者全員が、問題がなんであるのかを知ること、問題の解決方法を知っていることが必要なのです。もちろん知識のあるカラーコーディネーター・色管理士などの存在も必要です。外部専門家の指導・チェックを行うことで大量生産を問題なく進めることができます。

　一例として「リコー」では、このような取り組みをいち早く行い、カラーユニバーサルデザインを盛り込んだ製品を開発し提供しています。デジタルカラー複合機などの情報機器において色や形の配慮を行い、誰にとっても利用しやすい製品を生み出しています。このような企業の取り組みが、日本国内だけではなく国際社会に対するCUDの啓蒙につながってゆくでしょう。

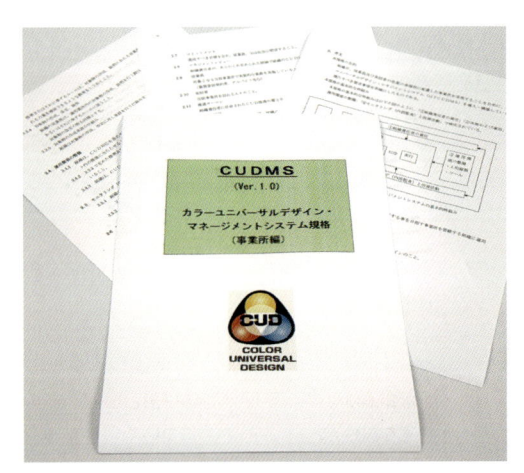

▲2008年夏に始まったCUDマネージメントシステム規格。CUD製品を特別に作るのではなく、すべての製品をCUDにしてゆくための社会改革の第一歩。

# 4-05. 印刷物制作のフロー：教科書作成

　2009年現在、CUDOへの検証依頼の大半は単品検証ですが、徐々に、まとまった単位でのCUD化が増加しています。ある企業では手始めに製品パンフレットをすべてCUD化する予定があり、発行する印刷物の品質基準として、CUDであることを定める方向です。

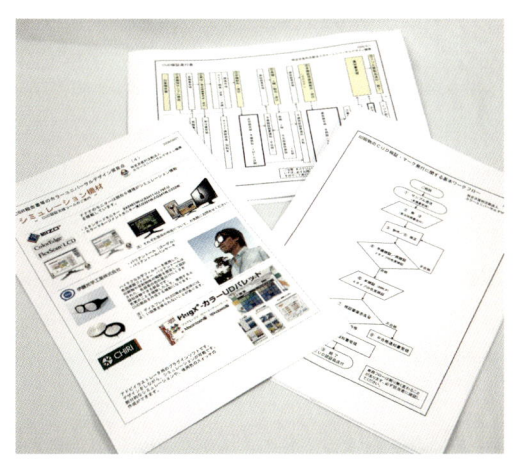

▲印刷物の製造工程の中にCUD校正作業を導入するためのマニュアル（CUDO製）。

　印刷物は、企画→執筆→編集→デザイン→校閲→印刷→校正→印刷といった流れで制作されます。企画段階からカラーユニバーサルデザインを取り入れるということを明確化し、各工程の担当者にその決定をしっかりと伝達しておくことが第1段階です。そして、どの段階でどういったチェックをするのかを決めておくことが重要になります。

　教科書の場合、文科省が色覚に対応したものにするようにという仕様を出しています。しかし、実際の制作現場で対処するのは簡単なことではありません。学校の教科書はタイトなスケジュールで作られています。小学校用だけでも5教科6学年すべての教科書を1つの教科書出版社が作ります。また、教科によって教科書ができるまでの工程がまったく違うという問題もあります。算数と国語だと教科書を作る過程や使うハードやソフトがまったく異なることもあります。パソコンを使ったDTPであればシュミレーションモニターを導入すれば確認できますが、専用の組み版システムを使って作る数学の教科書などではモニターでのチェックができないといった具合です。ですからまずは、各製造工程を洗い出し、どの工程でどのようなチェックを行うのかといったワークフローを取り決めることです。定期的に内部チェック、外部チェックを行い、検査結果を記録しておくことも大事です。

　また教科書の場合、低学年だと概念を教えるために色分けが多いこともあります。算数の教科書で「赤の丸は全部で何個あるでしょう」といった設問が出されるといった具合です。これは色弱者にとって理解が難しいので、著者が原稿を書く際にも、色を使った設問をしないといった、文章的なチェックも必要です。

　印刷物では、印刷工程での色調整も大事です。小規模な印刷会社なら社長がCUDについて理解があれば良いし、大きな印刷所ならば、品質管理の一部としてCUDのチェック室を設けて、すべての製品についてCUDへの配慮を行うようにすると良いでしょう。

# 4-06. WEBサイト制作のフロー

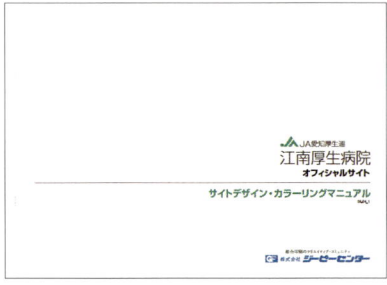

▲愛知県江南厚生病院のWEB制作ガイドライン。

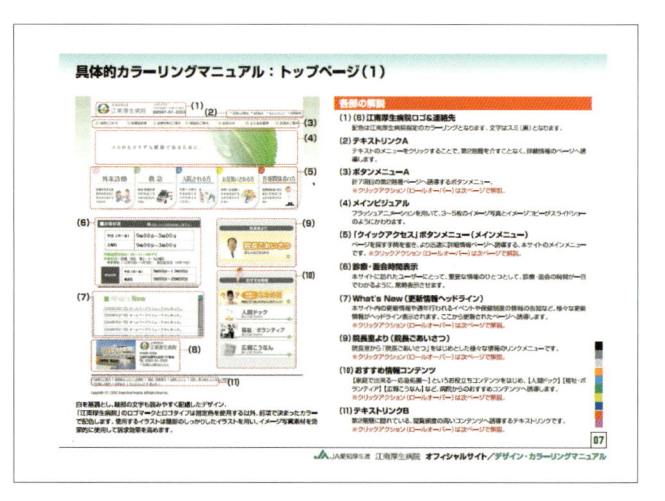

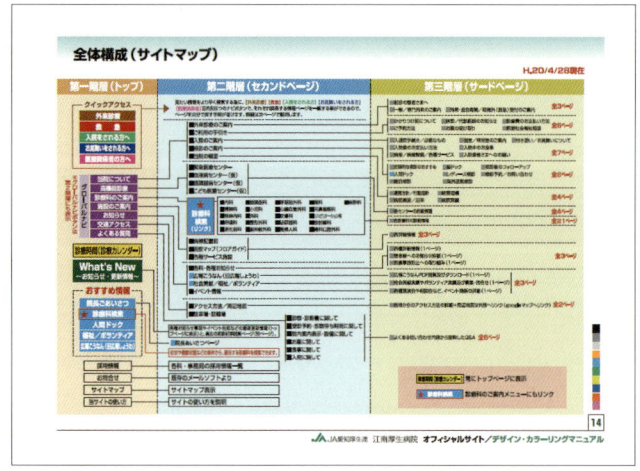

▲WEB制作ガイドラインの中身(部分)。

多くのスタッフがそれぞれのパートを受け持ち、毎日のように更新されるWEBサイト。多様な色覚に配慮するためには、制作の基本フォーマットをあらかじめ定めておき、スタッフに周知させて制作しなければなりません。ただ、これまでもサイトのイメージを整えるための決まり事はあったはずです。ここに追加してCUDに配慮したガイドラインを策定しておけば、CUDの品質保証が継続して可能になります。

　WEBサイトは物としての実態がなく、日々猛スピードで更新されてゆく媒体です。また、情報もテキストやハイパーリンクだけではなく、配置する画像、フラッシュ、動画など形態の異なるものが1つのページにある場合も多いので、配慮が難しいという実情があります。

　そこで重要になってくるのが、ガイドラインです。WEBページの利用のしやすさを「WEBアクセシビリティ」といい、WEB Content Accessibility Guidelines（WCAG）という指針が、WWW Consortium（W3C）という団体によって提唱されています。色覚への配慮としては、色覚特性の差による問題については少々不足していますが、背景色と文字色の明度差と色味の差が規定値を上回っているか、色が分からなくてもテキストやグラフィックが理解できるようになっているか、など細かな規定がされています。このような指針に従うことで、誰にでもアクセスしやすいサイトを作ることができます。

　しかし、指針に従うということは、デザインに制約が出るのも事実です。ですから、デザイナーの個性とアクセシビリティ、どちらをとるのかという話になります。

　WEBサイトの更新のたびに指針を外れていないか確認をするのは大変です。そんな時のために、サイトチェックのためのツールやサービスが多数存在します。「カラー・コントラスト・アナライザー」（インフォアクシア　http://www.infoaxia.com/tools/index.html）というフリーソフトを使えば、WCAGに沿った色の見やすさをチェックできますし、IBM開発の「aDesigner」（http://www.research.ibm.com/trl/projects/acc_tech/adesigner.htm）なら色覚特性にあわせたシミュレートはもちろん、目の見えない人のための音声読み上げソフトにうまく対応できているかといった全般的なアクセシビリティをチェックすることができます。また、本章で紹介するCUDチェックディスプレイを使えばソフトを使うことなく見え方を確認できます。

## 4-07. ソフトによる問題点の見つけ方

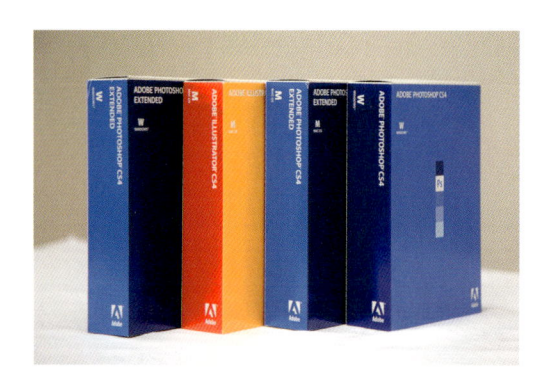

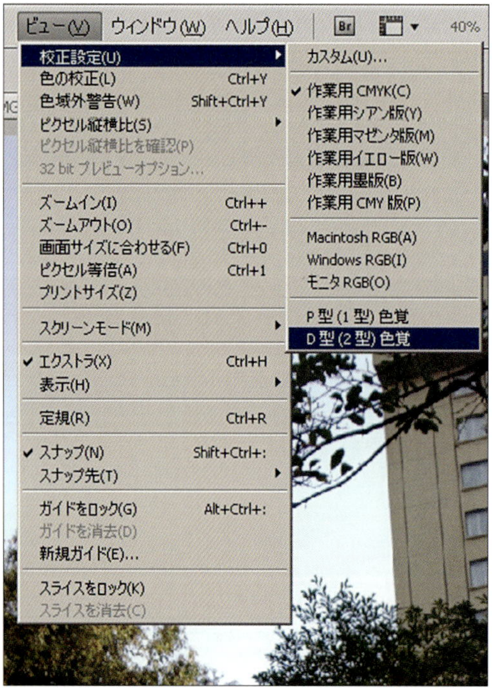

誰が社会を変えるのでしょうか？CUDOはすべてのものがCUDになれば良いと考えて活動しています。世界中で毎日製造されているものは、デザイナーが作っていますが、彼らがCUDの専門家になることは困難です。それでも「画面ではこう見えるが、印刷するとどうなるかな？」といった感覚を持ち、彼らがCUDチェック機能を毎日使えば、どんなに助かることでしょう。

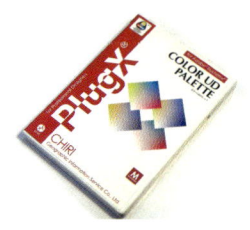

▲世界的なデザインツールである「アドビ社」の「CS4」では、CUDOが協力したCUD校正機能が、世界標準として搭載された。

▲「地理情報開発」の「PlugX-カラーUDパレット」。

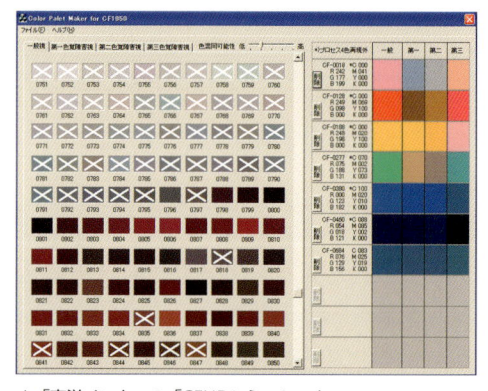

▲「東洋インキ」の「CFUDシミュレータ」。

色弱者の色の見え方で問題が起こることが分かった。先行して対策をしている製品などもあることが分かった。さてそういった製品やデザインを作ろうと思うのだが、どうすればいいのだろう？

本書で使われているCUDチェックツール（いわゆる色覚シミュレータ）を使って、デザインの検討をしましょう。色覚シミュレータで色弱者の見分けにくい状態を体験しながら、情報伝達が正しくできているか自分の目で確認できます。色弱者が、どのような世界を見ているかを仮想シミュレートするためのシミュレータは数多く開発されています。ここでは、シミュレートのためのパソコンソフトを紹介します。

世界標準といっても良いデザインツールのメーカーである「アドビシステムズ」は、2008年末、CUDOが協力して開発したCUDチェック機能を標準搭載した「イラストレータ」と「フォトショップ」を、Adobe Creative Suite 4 (CS 4) として、世界中で発売しました。
「校正メニュー」の中にP型D型それぞれのCUD校正ビューが組み込まれました。デザイン作業中に色弱者の見分けにくい色づかいを確認することができます。オリジナルの作業スペースと別に、CUD確認用の作業スペースを開くことが出来ますから、リアルタイムでオリジナル・P型・D型の画面を同時に見ながら作業できます。フォトショップではチェックした結果をPDFとして保存し、印刷し、比較用の資料としてCUD校正と校正前の両方を確認することができます。

近年情報セキュリティの強化が叫ばれていますが、デザイン会社でアドビ社のソフトを入れてはならないという会社は無いと思います。マニュアルも各国語対応していますから海外のデザイン会社との連携時にも共通の仕様でCUD確認ができます。もちろんCS 4にアップデートすることで強化された能力も入手できますから一石二鳥です。
http://www.adobe.co.jp/

「東洋インキ製造」は「UDing」と「CFUD (Color Finder For UD)」という2つのカラーユニバーサルデザイン支援ツールを無償提供しています。この2つが、あまたある他のCUDチェックツールと異なっているのは、「自動認識」という機能が付いていることです。他のチェックツールではC型の人が画面を見て自分の目で問題点を確認するようになっていますが、本ソフトは「評価判断」機能で、見分けにくい色をガイドします。
「UDing」は、すでに制作されたデザインが色覚の違いによって、どの様に見えているかを確認するためのCUDチェックソフトです。配慮されてない箇所を自動抽出し、反転表示して見分けにくい色がどこにあるか知らせてくれます。また、その自動抽出された判別しづらい配色を適切な配色に自動変換することもできます。
もうひとつの「CFUD」は、デザインをするときに、どのような色をどのように配色すればよいかを確認しながら作業を進められるカラーパレット状のソフトです。1つの色を選択するとその色と混同する色を×マークで表示するといった機能を備えています。このソフトで表示される色は、色見本帳「COLOR FINDER」と同じ色番号がつけられています。ですから、パソコンのディスプレイ上で色を確認するだけでなく、印刷用に色指定をするときにも便利です。この2つのソフトは、東洋インキのWEBサイトから入手して使用することができます（無料）。
http://www.toyoink.co.jp/

「地理情報開発」は「PlugX-カラーUDパレット」を開発し販売しています。地図制作作業のノウハウから生まれたもので、アドビ社の「イラストレータ」に組み込んで、スウォッチライブラリから見え方を確認しながら使用色を選択したり、色を調節して使用色のリストを作成したりできます。作成したカラーはドキュメントのスウォッチパレットに出力してすぐ使用できます。
http://www.chiri.com/plugx_colorudpalette.htm

# 4-08. ハードによる問題点の見つけ方

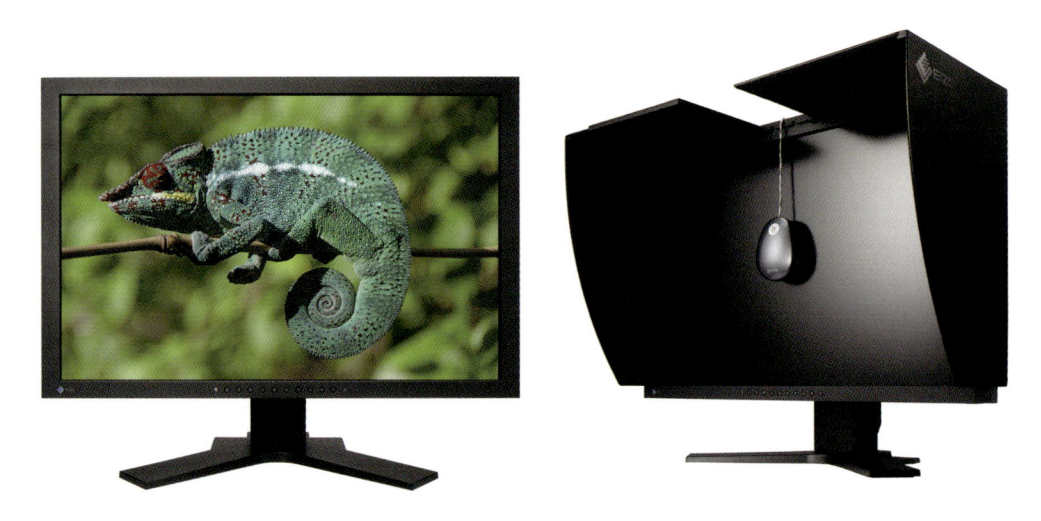

▲世界初。パソコン用のモニターにCUD校正機能を持たせたCUDシミュレーションディスプレイの例。

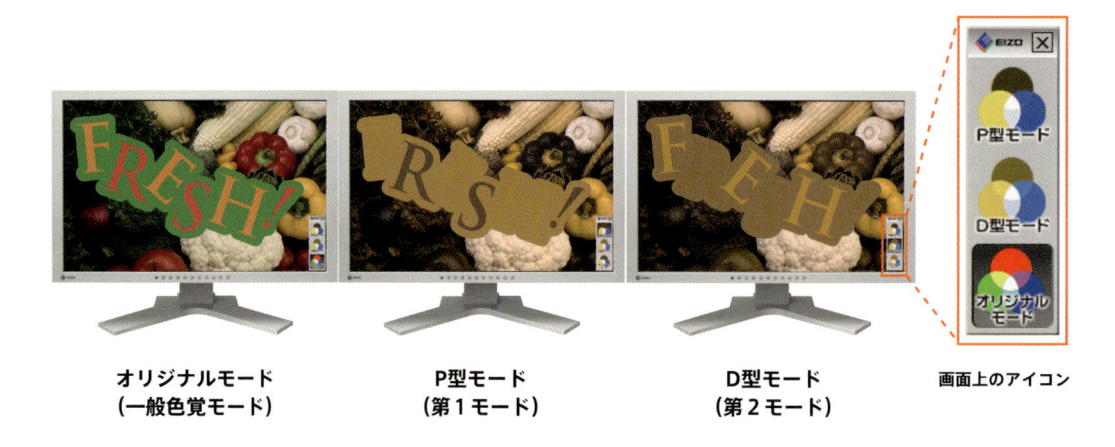

オリジナルモード
（一般色覚モード）

P型モード
（第1モード）

D型モード
（第2モード）

画面上のアイコン

▲パソコン側にはC型、P型、D型のシミュレーションを切り替えるスイッチソフトをインストールする。ディスプレイは、ほとんどリアルタイムにシミュレーション画像を表示する。

色弱者シミュレータソフトが使えることは分かりました。しかし、ホームページデザインのCUDチェックにはアニメーション効果があったりしますし、動画が入っているコンテンツは動画のままで変換をチェックしたいのです。

　ソフトによるCUDチェックの18倍もの早さでCUDチェックをし、キー操作で画面を切り替えるCUDチェックモニターが開発されて販売されています。パソコンで作業しながらリアルタイムにCUDチェックが可能です。
　ディスプレイメーカーの「ナナオ」では、P型D型の見え方をリアルタイムにCUDチェック表示し、確認するためのCUDチェックモニター「Flex Scan」と「Color Edge」を販売しています。製品添付のCUDチェックソフト「UniColor Pro」とモニター内部の色域変換機能を使って、モニター表示の色変換を行うしくみです。CUDチェック表示は、C型、P型、D型の3つのモードで行うことができ、切り替えは画面上のアイコンをクリックするか、キーボードのショートカットで瞬時に行うことができます。モニター上の色の見え方は、CUDOが被験者テストを重ねて調整し、色弱者に見分けにくい色の検出精度を高めています。
　このディスプレイの良い点は、静止画はもちろん動画などもリアルタイムにシミュレートできるという点です。点滅して色が変わるWEB表示や動画フラッシュを確認するのも簡単ですし、公共施設における案内表示や警告表示が見やすいかどうかを映像で確認することもできます。またディスプレイ分配機やミラーリングを使用してディスプレイを2台並べて片方はC型、片方がP型D型を表示するといった使い方もできます。また、変換表示した状態で画像をキャプチャすることもできるので、プリント出力して確認する作業も行えます。このような機能のおかげでデータの問題点が発見しやすくなり、作業効率が非常に上がっています。
　カラーユニバーサルデザインのためには、誰にとっても見やすいものになっているかを制作段階で確認することが大切です。このディスプレイを使えば、印刷物やWEBサイトの作成を配色の確認をしながら行うことができます。わざわざソフトを使ってデータを変更しなくてよいので、とても便利です。コンピュータ情報が重要度を増す現代において、このような製品の重要性は、より高まってゆくでしょう。
http://www.eizo.co.jp/

## 4-09. CUDチェック眼鏡で問題を見つける

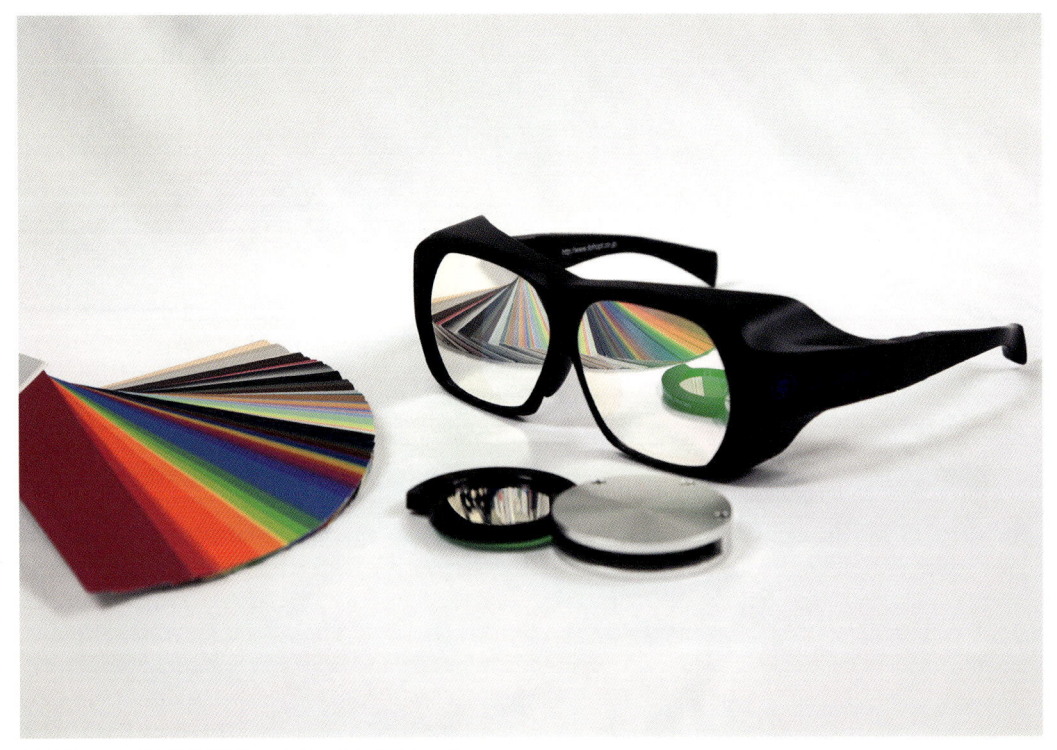

▲世界初のゴーグル型色弱模擬フィルター「バリアントール」。

ソフトやモニターでCUDチェックができるのは分かりました。でも、いちいちコンピュータを使わなくても、色弱の人が生活する空間を体験するために、もっと簡単な方法はないでしょうか。

　おなかに砂袋をつけて、妊娠した女性の体験をする器具があります。同じように色弱者が置かれた不便さを体験するために作られたものが色弱模擬フィルターです。これを使えば、手軽に問題点を発見できるでしょう。

　もっと簡単にCUDチェックを行う方法として、薄い青緑色の色セロファンを通して見るとP型の置かれた不便さが体験できます。色覚は人それぞれ微妙に異なりますし、正確ではありませんが、問題点を発見することが出来るでしょう。

　このような原理を使い光学的に整備されたCUDチェック製品が開発され、2007年に発売されました。「伊藤光学工業」の色弱模擬フィルタ「バリアントール」です。この製品をC型色覚者が装着すると、P型強度とD型強度の色の見分けにくさを簡単に体感することができます。実際に人がその色をどのような色として見ているかを正確に再現することはできませんが、看板や印刷物に使われている配色の見分けにくさ、不自由さが分かります。この製品が販売されるまでは、すでに建てられている看板が見やすいかどうかを調べるといった場合、その看板を写真や動画データにしてパソコンに取り込み、シミュレートするという作業が必要でした。そのため、パソコンでの作業に慣れている人でなければチェック出来ませんでした。この眼鏡はパソコンが使えない人でも、かけるだけで異なった色覚型の世界を体験することができます。

　いろいろな施設で問題点を見つけ出すことにも便利ですし、何よりも不自由な思いをしている人の気持ちが直感的に分かります。P型D型の人がC型の人に「ここが見づらい」と言葉で説明しても、どのくらい見えにくいものなのか、どれだけ不便なのかということは伝わりにくいでしょう。しかし、「この眼鏡をかけてみて」と試してもらえば、体験として不自由さが理解できるのです。色覚の問題を広く理解してもらうことができ、カラーユニバーサルな物の考え方が普及しやすくなりました。
http://www.variantor.com/jp/

## 4-10. デザインマニュアルによる問題点の見つけ方

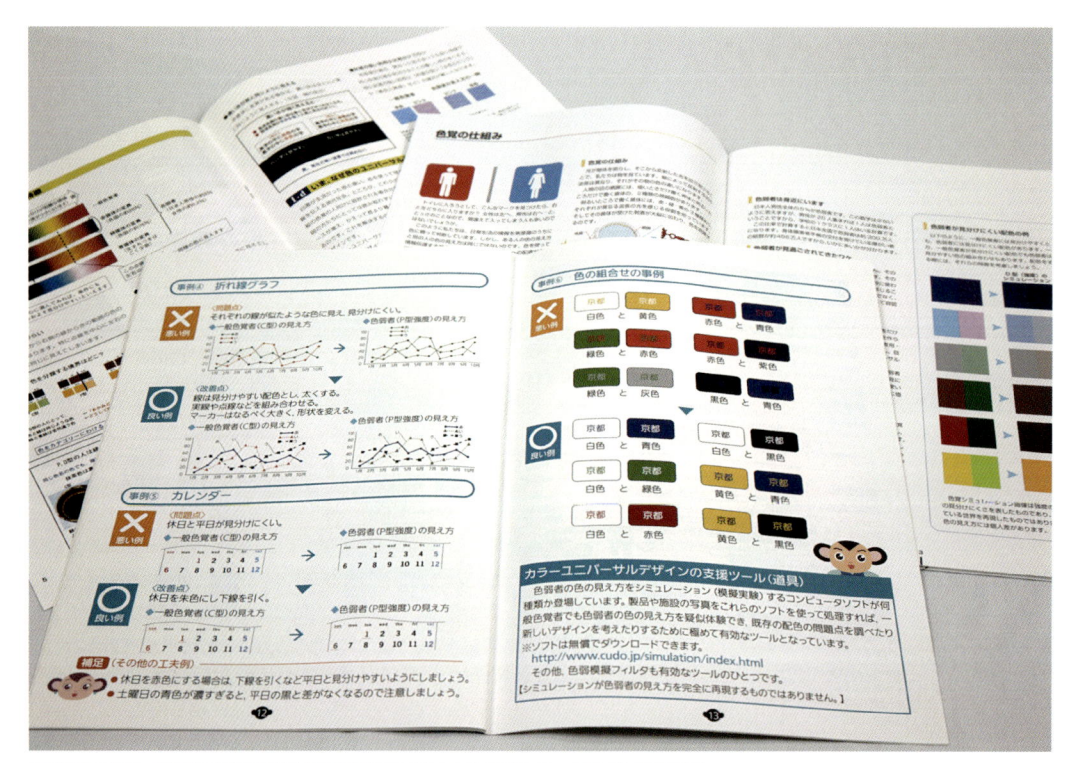

▲自治体が作り、印刷物の発注時や納品時に配慮すべきとしたCUDマニュアル（CUDO監修）。

シミュレーションの他にも、持ち歩くことができるデザインマニュアルを作り、CUD配慮の習慣ができるまで手元においておくと良いでしょう。

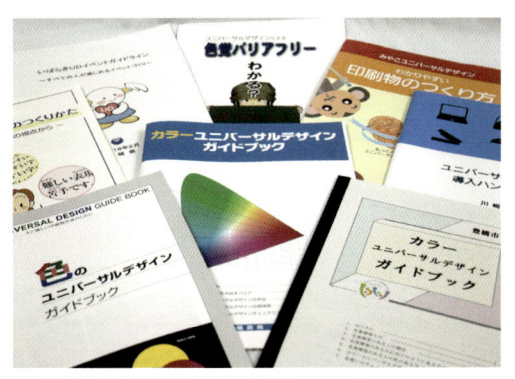

▲デザイン担当者が利用している各種マニュアル。

世の中には様々なマニュアルがあふれています。家電の使い方マニュアルのような個人向けのものから、事故防止のチェックマニュアル、仕事の業務に関するマニュアルなど様々です。そもそも、マニュアルとは、複数の人が作業をしても、同じ質を保つためのものです。担当者が誰になってもマニュアルがあれば短期間で引継ぎを行うことができます。また、既にできているものが正しいかどうかをチェックするためにもマニュアルが役立ちます。

組織的にCUDを推進する上では、色づかいに関するマニュアルを作成することが重要です。会社のロゴマークなどに使われるコーポレートカラーや、色によって意味が決められているJIS安全色のような色は安易には変えられないので、どう扱うかを決めておく必要がありますし、幅を持って変更可能な色もあります。また、全く秩序なく使われる色や、静的な色とダイナミックに変化する色といった色彩の違いがあります。変更できる色はどう変更するのか、変更できない部分に関してはどういった対処をするのか。そういったカラーコーディネーションのルールブックがあれば、そこから問題点を把握することも可能になります。

プロダクト製品であれば、発光する部分、操作部分、それ以外の部分によってどんな色を使えば問題ないのかということをそれぞれ決めておく必要があります。基準を制定しておくことでチェックも容易になるでしょう。

逆に、ルールブックを作っておかなければ、一度CUD対応として作られた物もマイナーチェンジなどを繰り返しているうちにCUDガイドラインから外れてしまうことがあるでしょう。大量生産の製品でもたまに起こることがありますし、印刷物や日々更新されるWEBサイトでは頻繁に起こりがちですから、ルールブックの存在が特に重要です。

CUDOでは社会が最低保障すべきものとして誰もが利用できる基本マニュアルを作成しWEBサイトで公開しています。
http://www.cudo.jp/CUD/

## 4-11. 改良の仕方① : 色相・明度・彩度を変える

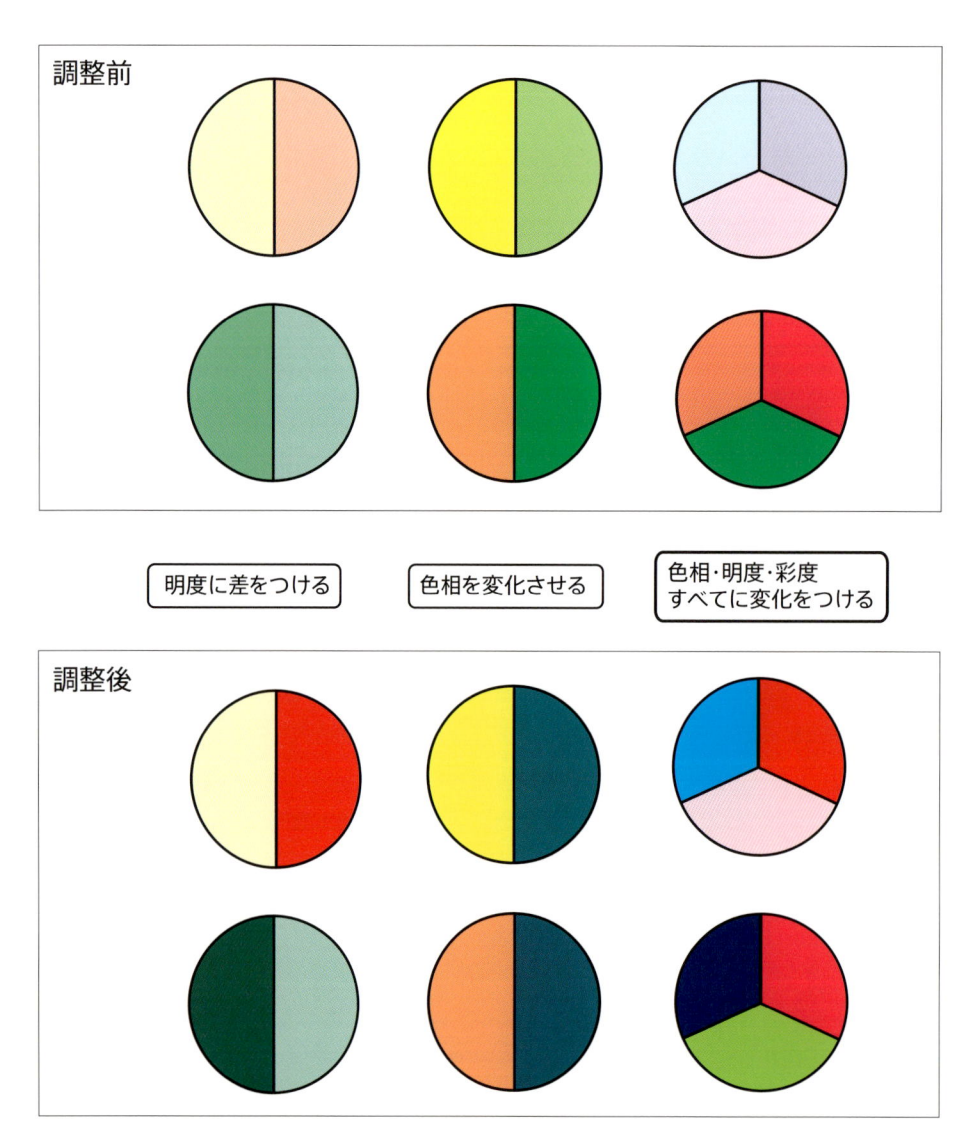

調整前

明度に差をつける　　色相を変化させる　　色相・明度・彩度
　　　　　　　　　　　　　　　　　　　すべてに変化をつける

調整後

▲色相のみに依存せず、明度・彩度の差をつけたグラフの例。

図やグラフに見られるように、色分けは大変便利なものです。情報の整理の中で強調・分類・区別などに色を使うと、年齢や母国語などに関わらず認識しやすくなるといった「ユニバーサルデザイン」になるわけです。ただし、それは「カラーユニバーサルデザイン」にはなっていないかもしれません。そこで次に、色弱の人にも見分けやすいかどうかが問題になるわけです。

　問題点の発見とは、問題が何であるか分かることです。問題点の原因が分かれば、その対策をする。さて、それぞれの対策はどうすればいいのか、簡単にできるのかどうか。ここからは、具体的に各問題に対して、どこをどのように改善していけば良いのかという対策方法を考えてゆきましょう。いくつかの改善方法があれば、複数の改善策を同時に使用することが望ましいのです。

　基本は、識別の難しい配色を、識別しやすい配色に変更することです。そのためには、色相・明度・彩度の色差（ΔE）をつけて配色することです。色相差には注意しなくてはなりません。色相差の感覚は色覚型によって異なるからです。色相差があっても明度と彩度が近いと色の違いが見分けづらいことがあります。

　色覚型によって、見分けにくい色の組み合わせが異なっていますが、明度差の感覚はあまり変わりません。この性質を利用した方法が明度差をつけるやり方です。赤と緑ならば、赤を暗くして、緑を明るくする（あるいは赤を明るく緑を暗くする）といった方法で見分けがつくようにします。この方法ならば、色相を変えることなくコントラストをつけることができるので、デザイン的に色調を変えたくない場合でも対応することができます。

　また、連続する色の塗り分けを行う際に、各色自体に濃淡のグラデーションをつけて塗りわけを見やすくすることもできます。彩度を変化させる方法では、パステルカラー調の色をビビッドで鮮やかな色に変化させることで情報伝達率が向上します。同じ色ならくすんだ色より鮮やかな色の方が良いのです。

　このように、色の3属性である色相、明度、彩度をうまくコントロールすることで、より多くの色覚の人に識別しやすい色の配色に改善することができます。

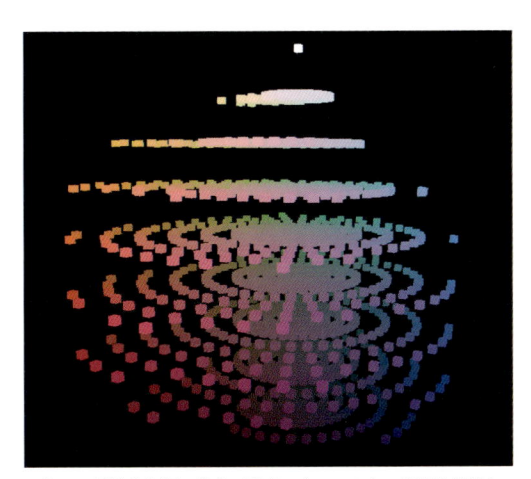

▲色の3属性は色相・明度・彩度です。この中で色相は色覚によって感じ方が大きく変わります（画像解析ソフト「Freeimage Analyzer」によるマンセル色環）。

# 4-12. 改良の仕方② : ハッチング(地模様)を施す

セパレーションカラーを使う

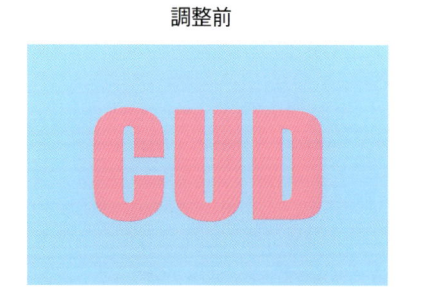

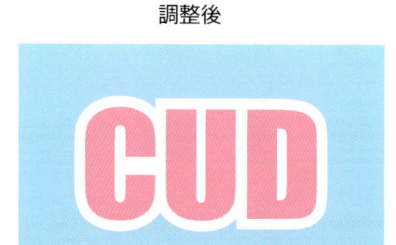

調整前　　　　　　　　調整後

ハッチング(地模様)を使う

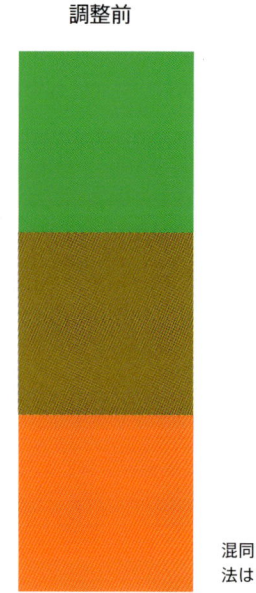

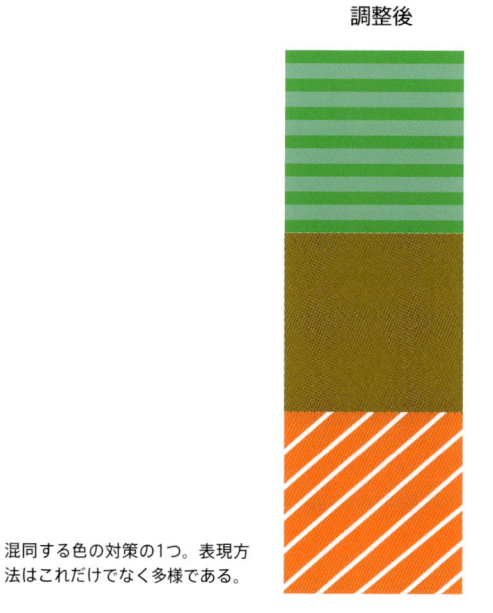

調整前　　　　　　　　調整後

混同する色の対策の1つ。表現方法はこれだけでなく多様である。

CUD対策は、「混同色」対策でもある。見分けにくい・見分けられない色がデザイン上、混在することに起因するのです。

1つの方法はここに見られるように、見分けられる色を境界にすることであり、また、もう1つの方法は、見分けられるように模様をつけたり、種類を変更することです。他にも対策はいろいろあります。

面の塗り分けをする時には、前項で紹介した色の組み合わせ（3属性）を変更する方法が効果的です。しかし、中には色を変えることができないものもあります。電車の路線をあらわす色などは、路線ごとに色が決められていますので、急に色が変わったら混乱して不便になってしまいます。すでに色数がたくさん使われているため、見分けがつく別の色を探すのが難しいということもあるでしょう。

このような時には、塗りのパターンを変更するハッチング（地模様）が有効です。色相を変えずに色の濃淡を使って模様をつければ、色の印象を変えることなく見分けがつくようにできます。ドットの点を入れる、ラインを入れる、明度の違う縞模様で塗る、格子模様などパターン画像を敷くなど、ハッチングの表現には様々な技法があります。デザインの美しさと見やすさを兼ね備えたハッチングを研究してみてください。

イラストレータやフォトショップなどのソフトでは、このようなハッチングを行う機能も充実していますので、デザインに取り入れるのも簡単でしょう。ただし、あまり複雑なパターンを使うと逆に色の情報が分かりにくくなってしまいますので注意が必要です。

塗り分けの場合には、境目が分からないという問題もあります。この問題にはセパレーションカラーを使うことで対処できます。セパレーションとは分離の意味で、色と色が接している部分に他の1色を入れる方法です。黒や白といった明度が大きく異なる色で境界線を塗る、あるいは中心部と周辺部の明度を変えることで色と色の関係が変わり、識別しやすくなります。企業ロゴなど、色や形を大きく変えることのできないデザインにも使える方法です。

# 4-13. 改良の仕方③：線の種類を変える

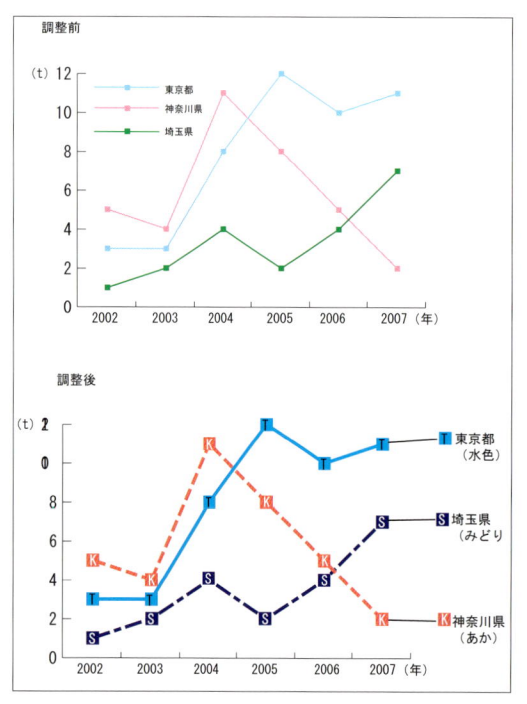

▲折れ線グラフを作成する際に、白黒コピーやファックスで送っても分かるようになっているかどうかを考えてみる。

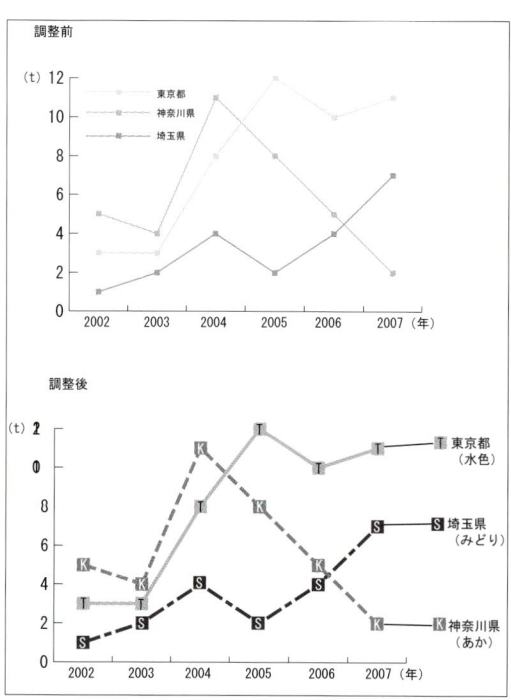

▲モノクロ化した折れ線グラフ。調整前のグラフは見分けることが困難。調整後のグラフは見分けられる。

書類の中のグラフは小さな面積の中にたくさんの情報が詰まっています。うっかりと読み間違えてしまうと、判断を誤ることになります。1990年代以前には会社にカラープリンターは無かったのに。

　グラフの色づかいについて、学校や会社で教えてくれたのでしょうか？

　色覚のタイプに関わらず、色の見え方は、対象と人との距離や、線の太さ、色の面積など、眼に入る大きさで感じ方が異なります。壁や車のボディのような大きな面に塗られた色は強く鮮やかに感じ、ボールペンの線や小さな文字などの小さな線や面はくすんで暗く感じます。この性質によって人が知覚する色は、面積が小さくなってゆくと識別しにくくなります。ですから、面積が小さい線は、C型の人にとっても色の見分けが難しいものなのです。線を色分けするときには、なるべく太くして面積を大きくすることで、色の見分けがつきやすくなります。ですから、デザイン的に許される範囲で線は太くすると、誰にでも親切です。

　また、線の情報を使う時には、線の種類自体に変化をつける方法が有効です。同じ実線で色だけが変わっていると、なかなか見分けがつきません。実線だけではなく、点線や一点鎖線、破線などいろいろな線の種類を使うことで、色によらなくても見分けがつくようになります。折れ線グラフの線を色分けしているような場合、色分けと合わせて線種を変えることで、どの線が何のデータなのかを分かりやすく表現できます。

　地図中で進むべきルートを色の付いた線で表しているような場合に、色弱者には道とルートが見分けにくい場合があります。ほかに破線が使われていなければ、このルート表示の線を破線にすることで、他の線と違いをつけることができます。面を分けるときには、絶対に色分けをしてはならないというわけではなく、ハッチングと呼ばれる模様をつけ、白黒でも見分けができるようにした後で、さらに分かりやすい色分けをすると良いでしょう。

　現代では、パソコンの普及により、色を自由に使うことができるようになった反面、昔から使われていた、点線や一点鎖線、破線といったいろいろな線の種類があったことが忘れられているようです。昔の折れ線グラフの作り方では、いろいろな線の種類を使うようになっていました。CUDが大切な要因になってきた現代でも、そういった技法を思い出すべきではないでしょうか。

## 4-14. 改良の仕方④：形を変える

調整前

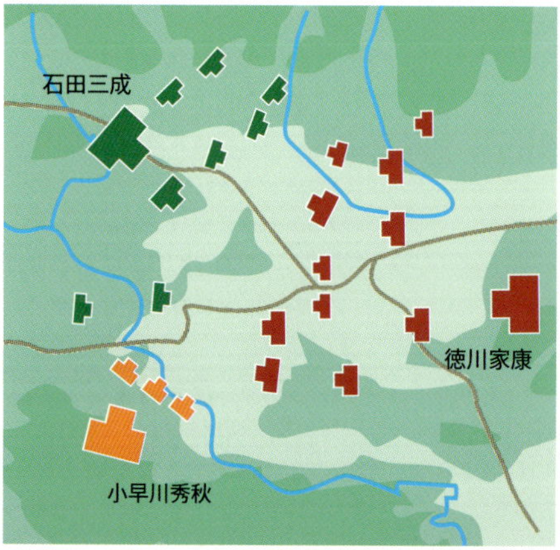

調整後

調整前

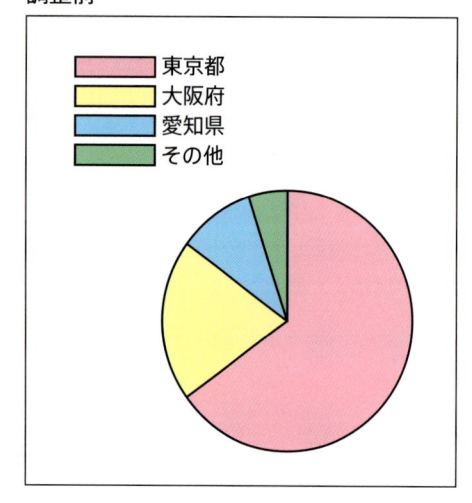

調整後

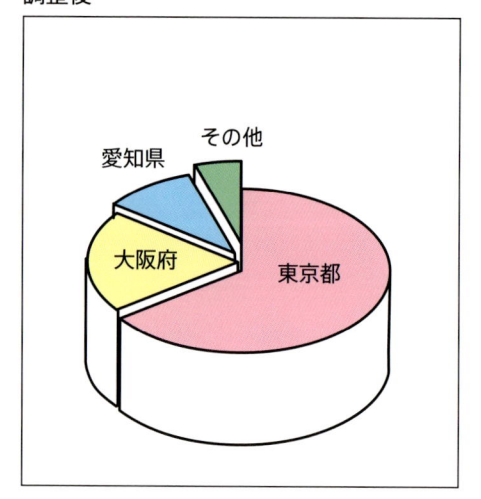

▲調整前と調整後の2つの図版を比較してみる。

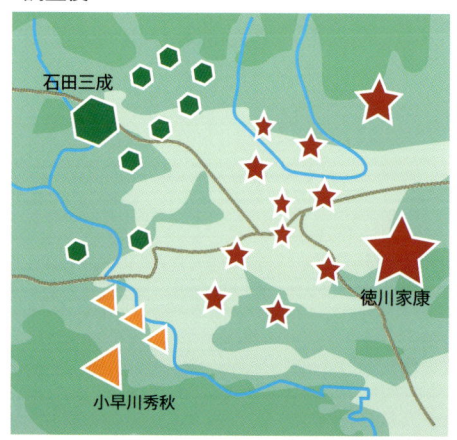

色弱者は白黒世界に生きているわけではありません。左ページの図のようにして比較してみると、どのような問題があるのかが大変分かりやすくなります。また割合は少ないと言えども先天性・後天性の全色盲の人もいるため、色だけに頼るのではなく文字や形などでも伝わる情報提供を行うことが必要です。

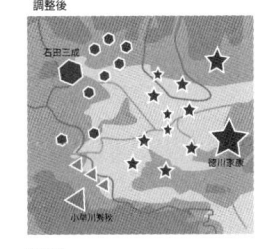

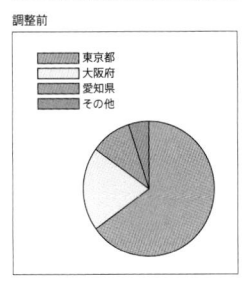

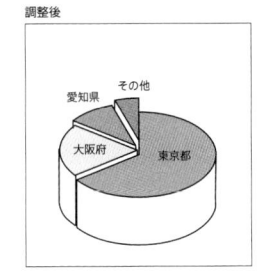

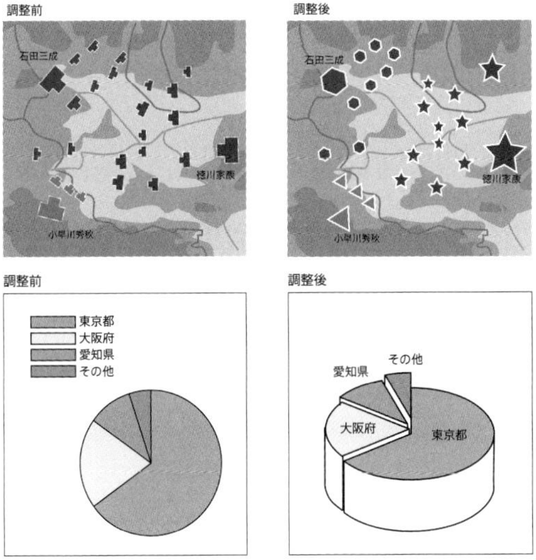

CUDでは、色や塗り方を変えるだけでなく、形を変えるという改良方法もあります。

たとえば世界中にある会社の支店を紹介するような地図があるとします。本店、支店、海外支店の位置が丸印で表現されていて、それぞれの種別は色分けされています。本文を見ると、特定の地域を中心に支店を増やしています、などと書かれていて、その地域の海外支店には赤丸が付けられているといった具合です。本来目立たせたい「支店が増えている地域」という情報が、C型以外の人には目立って見えないという問題があるのです。

そこで、目立たせたい場所の丸を二重丸や三角、星マークにすることで、特別な意味を持たせることができます。支店が○なら、本店は◎といったように形の差をつける。これが、形を変えるという改良方法です。

面白い例としては、戦国時代の布陣の地図などがあげられます。関が原の戦いで東軍西軍の布陣を色分けしたマークで表していたとします。西軍を緑の城マーク、東軍を赤の城マークで表した場合、C型以外の人には、どれが敵でどれが味方なのかまったく見分けがつきません。裏切りがあって別働隊が囲まれた、といった説明を受けてもよく分からないでしょう。当時の地図がこんな風に書かれていたら、C型でない色覚を持った戦国武将はさぞ困ったことでしょう！こういった問題も、西軍の布陣を○、東軍を☆といったようにシンボルマークの形に変化をつけることで見分けがしやすくなります。

また、図は立体的にすることでも見やすくなります。地図の塗り分けなら、それぞれの面を3Dで押し出したように立体的にすることで、区分けが分かりやすくなります。円グラフも、平面の円グラフではなく、立体の円柱を使ったグラフにすることで色を分離させて見やすくすることができます。

▲モノクロ化した図版。

## 4-15. 改良の仕方⑤：補助情報を入れる

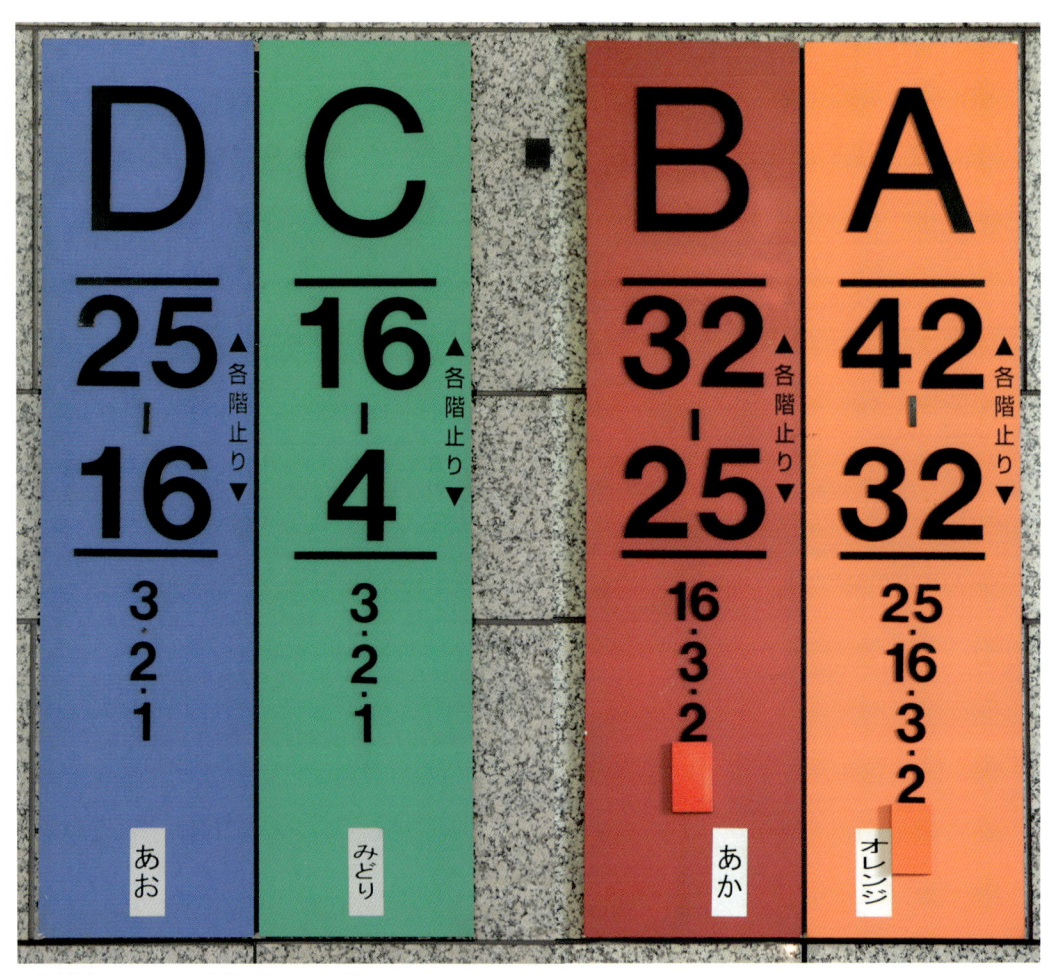

▲東京都庁のエレベータ5種類の色のうち4種類。

東京都庁に行った方は、ほとんどの場合エレベータに乗ると思います。非常に多くの部局があるため、案内カウンターに行って「○○課に行きたいのですが」と尋ねてみてください。もしカウンターの係の人に「みどり色のエレベータに乗ってください」と言われても大丈夫です。一方、ある自治体の窓口申請書ですが、この薄緑・ピンク・水色・ベージュ・黄色・白・灰色などの色は、何のためについているのでしょうか？

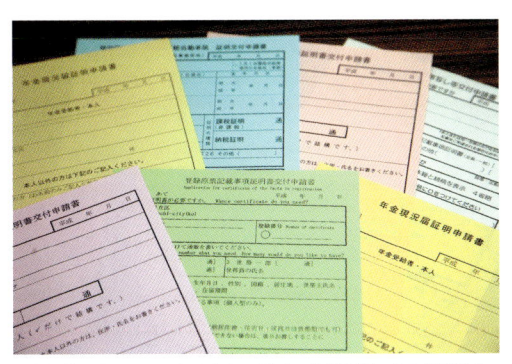

▲自治体の窓口に置かれた色とりどりの申請書類。色名は書かれていない。

　ここまで、色を変える、塗り方を変える、形を変えるといった改善方法を紹介しました。しかし、中には色や形を変えるだけではうまく改善できなかったり、変更が難しいような場合もあるでしょう。
　たとえば、公的な申請書類などは用途ごとに用紙の色が分けられていることが多く、「緑の用紙に記入して提出してください」などと説明を受けることがよくあります。用紙の色はピンクや水色など薄い色が多いのでC型以外の色覚特性を持つ人には分かりやすい説明ではありません。しかし、一般的にその色で認知されているものを変更するのは簡単ではありませんし、用紙の形を変えるというのも現実的ではないでしょう。そんな時に、用紙自体に「ピンク」「水色」と文字で書かれていればどうでしょうか？　色の見分けが付かない場合でも、文字情報を追加することで簡単に分かりやすくすることができます。
　このように、青には「青」と色名を書くといった方法が補助情報です。WEBサイトのボタンの色判別ができなくても、そのボタンを押すことで何ができるのかを代替テキストで表すといった方法も補助情報の1つです。また、廊下に赤いラインを引いて道案内をするといった場合でも、ラインの横にも色名を入れる、行き先を書き加えるという方法なら簡単に実践できるでしょう。このように、補償型情報伝達という方法を取り入れることで、誰にでも見やすいデザインにすることができます。色の判別ができなくても、代わりに内容を伝えられる付加情報を加えることが有効な場面はたくさんあるのです。
　パネル展示やプレゼンテーションなどでは、図版と凡例が離れた2点にある場合、離れた箇所の色の照合をする必要があります。この場合、色自体を見やすいものに変更するという方法もありますが、凡例の使用をやめて、図表本体に直接凡例を書き込むようにするといった構造的な変更による方法もあるでしょう。場面に合わせて伝えたい情報が間違いなく伝わるデザインを行いましょう。

# 4-16. WEBサイトにおけるCUD

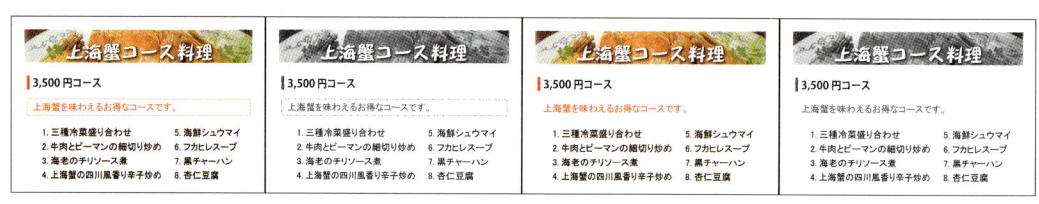

▲WEBにおいてテキストを強調する。左から、調整後・同白黒・調整前・同白黒(協力：福満園)。

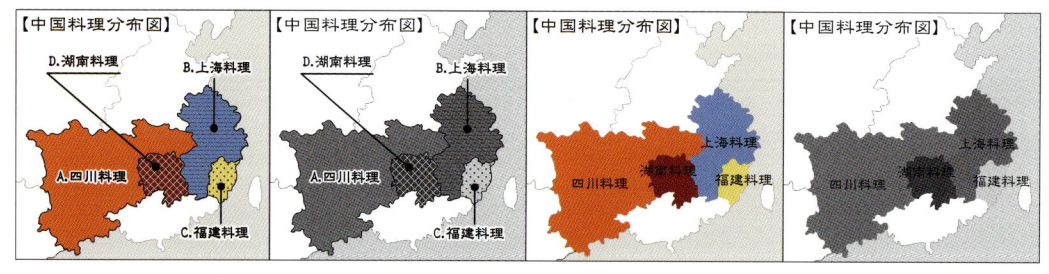

▲WEBにおいて区域を色で分ける。左から、調整後・同白黒・調整前・同白黒(協力：福満園)。

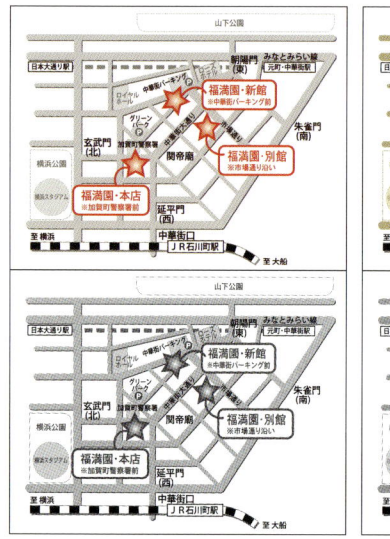

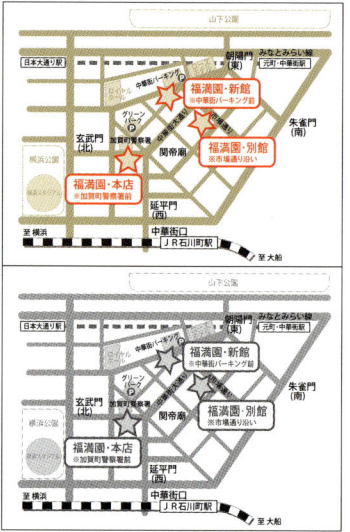

◀WEBにおいて自社の位置を強調する。左は、調整後・同白黒、右は、調整前・同白黒(協力：福満園)。

今や多くの人がインターネットにアクセスし、様々な情報をWEBサイトから得ています。ホームページで提供される情報は個人の手元に届くものですが、紙媒体と異なり、一瞬で判断されることが多く、高度な視覚情報伝達手段が必要です。

　横浜中華街の四川料理店「福満園」のHP（ホームページ）で使われているCUDの方法について、簡単に説明します。
　WEBサイトは世界中の誰でもアクセス可能な情報発信源です。多くの企業・店舗などが広告や企業の姿勢を表すものとして使用しています。印刷物と比較すると、常時更新が可能で、アニメーションや映像などの多彩な表現を使用することが出来たり、利用者の操作で、より詳しい情報を提供したり、製品を直接購入することも可能です。
　ここでは、中華料理店のHPにおいて必須である、メニュー・料理の種類・地図について簡単に説明します。HPによる情報提供の有利な点として、階層型のメニュー表示がありますが、特に赤で強調したい部分を、点線の枠で囲んだり、マウスが上を通ると反転して強調表示したりします。白黒コピーしてみると、どちらが良いかすぐに分かります。
　もし色が見分けられないと、地域を色分けしても分からないかもしれません。ハッチング（地模様）をそれぞれつけると、白黒コピーしても分かります。白黒コピーで確認した上で色をつけておけば、さらに分かりやすい表現になるでしょう。HPで見て、実際に店舗に行こうとするときは、地図をプリントして持って行きます。画面ではカラーであってよく分かっていても利用者は白黒プリントするかもしれません。一度白黒プリントしてみると、案外、目立って無い場合も多いのです。
　ここで説明したものは、ごく一部のCUDテクニックです。100点満点のCUDを目指すのは大変素晴らしいことですが、まずは最低限必要な部分をCUD対応させることが大事です。しかし、これは色弱者が困るから行うことでしょうか。情報発信者は「少しでも多くの人に来てほしい」し、せっかく作るHPや印刷物は「なるべく多くの人に届いてほしい」はずなのです。もちろんデザインだけではなく、中身が大事なのですが、もし他の企業や店舗がCUD配慮していたら、どうでしょうか。それだけで、少し差がつけられてしまうのではありませんか？

# 4-17. 色弱者にも分かりやすい色を考えてみた

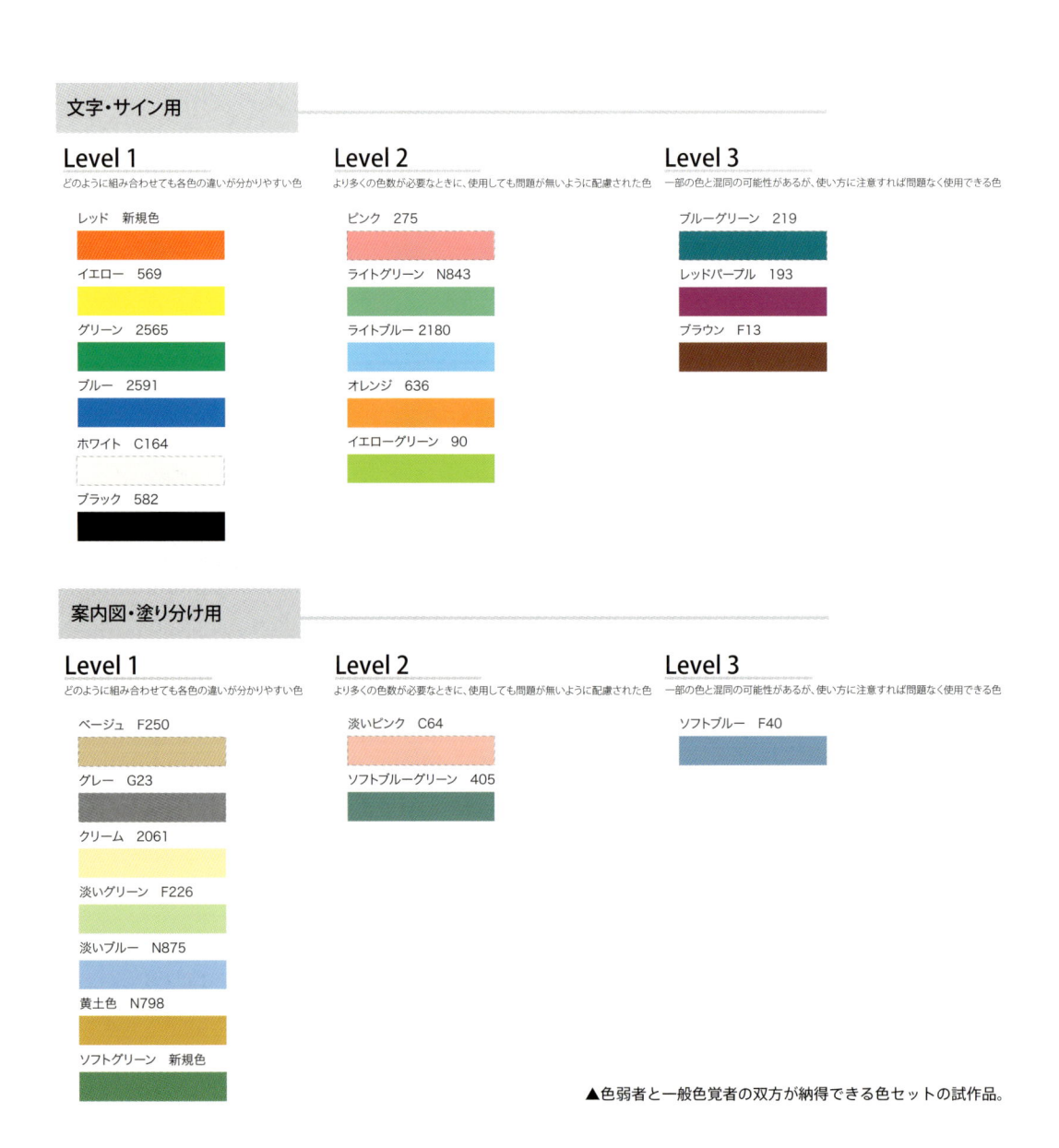

## 文字・サイン用

### Level 1
どのように組み合わせても各色の違いが分かりやすい色

- レッド　新規色
- イエロー　569
- グリーン　2565
- ブルー　2591
- ホワイト　C164
- ブラック　582

### Level 2
より多くの色数が必要なときに、使用しても問題が無いように配慮された色

- ピンク　275
- ライトグリーン　N843
- ライトブルー　2180
- オレンジ　636
- イエローグリーン　90

### Level 3
一部の色と混同の可能性があるが、使い方に注意すれば問題なく使用できる色

- ブルーグリーン　219
- レッドパープル　193
- ブラウン　F13

## 案内図・塗り分け用

### Level 1
どのように組み合わせても各色の違いが分かりやすい色

- ベージュ　F250
- グレー　G23
- クリーム　2061
- 淡いグリーン　F226
- 淡いブルー　N875
- 黄土色　N798
- ソフトグリーン　新規色

### Level 2
より多くの色数が必要なときに、使用しても問題が無いように配慮された色

- 淡いピンク　C64
- ソフトブルーグリーン　405

### Level 3
一部の色と混同の可能性があるが、使い方に注意すれば問題なく使用できる色

- ソフトブルー　F40

▲色弱者と一般色覚者の双方が納得できる色セットの試作品。

さて、いろいろご説明してきましたが、皆さんの印象はいかがでしたでしょうか。色以外の情報を付加して情報を補完するというのは、比較的わかりやすいことだったのではないでしょうか。

作成したデザインをシミュレーションでチェックするのはどうでしょう。最初のうちはそのような作業をすることに違和感があるかもしれませんが、いくつか作ってゆくうちにコツが分かるようになってくるようです。

では、色弱者にもC型の人にも共通で見分けやすい色を選ぶというのはどうでしょう。これはかなり難易度が高いことのように思えたのではないでしょうか。

CUDOでは企業・自治体から年間数百件の依頼を受け付けています（2008年度）。1年365日、朝から晩まで色覚に関することばかりの日々です。世界で最も多くの色覚の仕事をしているかも知れません。そんな作業の現場から見えてくることがいろいろあります。

色の見え方や感じ方はC型の人にも個性があり、論理的に色を選ぶことよりもデザイナーの感覚で選ぶことが多く、口で説明することは難しいように思えます。いち早く製品や印刷物のCUD化に取り組んでいた企業の担当者から、「いっそのこと、この色しか使っちゃいけないという基準を作ってもらえないだろうか」という話がこれまで何度か提案されましたが、実際には安全に関するJIS基準や、変更できない企業のコーポレートカラー、製品などの持つイメージ、材質などがあるために、そう簡単に色は定められませんでした。

しかし、もし可能であれば、とても便利なものではないのかということで、東京大学の伊藤啓准教授は色材メーカー等と協力し、CUD色セットを作っています。ちょうど学校の教材として「12色の色鉛筆」や「24色のクレパス」があるように、「24色のCUD画材」があれば良いというわけです。コーポレートカラーなど、どうしても使いたい色をまず定め、その周辺の色を省いた残りの「CUD色セット」で作品を作るというものです。

濃い色と淡い色などのセットは、まず2008年4月に大日本インキの「DIC」によって公開されました。このテーマには塗料メーカーやLEDメーカーなども取り組んでおり、これから次々と出そろってくるでしょう。ただあなたはその中から使いたい色を選ぶだけ。

伊藤准教授はこの計画を、色のセットとして使える「24色のクレパス」にならい、唄の「神田川」になぞらえて「神田川プロジェクト」と呼んでいます。この「神田川プロジェクト」は、色選択に関してCUD化を急速に加速させる決定的なツールとなることでしょう。

# 4-18. CUD チェックリスト

## 色使いのチェックポイント

### ◆印刷物、展示等で配慮すべきこと

#### 色の選び方
- ☐ 赤は濃い赤を使わず、朱色やオレンジを使う
- ☐ 黄色と黄緑は色弱者にとっては同じ色なので、なるべく黄色を使い、黄緑は使わない
- ☐ 暗い緑は赤や茶色と間違えるので、青みの強い緑を使う
- ☐ 青に近い紫は青と区別できないので、赤紫を使う
- ☐ 細い線や小さい字には、黄色や水色を使わない
- ☐ 明るい黄色は白内障では白と混同するので使わない
- ☐ 白黒でコピーしても内容を識別できるか確認する

#### 色の組み合わせ方
- ☐ 暖色系と寒色系、明るい色と暗い色、を対比させる
- ☐ パステル調の色どうしを組み合わせない。はっきりした色どうしか、はっきりした色とパステル調を対比させる

#### 文字に色をつけるとき
- ☐ 背景と文字の間にはっきりした明度差をつける(色相の差では不可)
- ☐ 線の細い明朝体でなく、線の太いゴシック体を使う
- ☐ 色だけでなく、書体(フォント)、太字、イタリック、傍点、下線、囲み枠など、形の変化を併用する

#### グラフや概念図
- ☐ 区別が必要な情報を、色だけで識別させない
- ☐ 明度や形状の違いや文字・記号を併用して、色に頼らなくても情報が得られるように工夫する
- ☐ 白黒でも意味が通じるように図をデザインし、色はその後で「装飾」としてつける
- ☐ シンボルは同じ形で色だけ変えるのでなく、形を変えて色は少なく
- ☐ 線は実線どうしで色だけを変えるのでなく、実線、点線、波線など様々な線種と色とを組み合わせる
- ☐ 色情報を載せる線は太く、シンボルは大きく
- ☐ 塗り分けには、色だけでなくハッチング(地模様)等を併用する
- ☐ 色相の差でなく明度の差を利用して塗り分ける
- ☐ 輪郭線や境界線で、塗り分けの境界を強調する
- ☐ 図の脇に凡例をつけず、図中に直接書き込む

#### 図の解説の仕方
- ☐ 色名だけで対象物を指し示さない。位置や形態を描写したり、ポインターで直接指し示す
- ☐ 凡例にはなるべく色名を記入する
- ☐ 赤いレーザーポインターは見づらいので緑のレーザーポインターを使用する

#### その他
- ☐ 申請書などを色分けする場合には、用紙に色名を記載する

◆施設整備等で配慮すべきこと
- ☐ 色弱者は、色は見分けられても色の名前が分からないことがある
- ☐ 受付を色分けする場合には番号等も併記する。色分けしたパネルには色名を併記する
- ☐ 案内板の表示は、大きく分かりやすい平易な文字、図等を使い、これらの色は地色と対比効果があり、明暗のコントラストのはっきりした色を使用する
- ☐ 案内図では「現在地」が目立つよう、背景の色を工夫したり白で囲ったりする
- ☐ 絵記号を使う場合には文字表示も併せて行う
- ☐ 階段の段鼻は他と識別しやすい色を使用する
- ☐ 視覚障害者誘導用ブロックは黄色を使用する。この際、床とブロックの色とのコントラストがつくように配慮する

◆学校、塾、カルチャースクール等で配慮すべきこと
- ☐ クラスには必ず色弱者の生徒がいるという意識を持つ
- ☐ 色だけに頼った授業をしない

**黒板**
- ☐ 赤いチョークは見えない人がいるので、なるべく白と黄色を使う
- ☐ 色分けには文字や記号、ハッチング、縁取りを併用する

**ホワイトボード**
- ☐ 緑、赤のマーカーは見分けが困難。青を優先して使う

**色の名前**
- ☐ 色弱者は、色は見分けられても色の名前が分からないことがある
- ☐ 色を使う際は生徒に色名を告げる
- ☐ 生徒に色名を答えさせる質問をしない
- ☐ 作業などを指示する際に対象物を色名だけでは示さない。場所や形も指定する

**美術の授業**
- ☐ 色の見え方が違う人がいることを意識する
- ☐ 絵の評価を色の違いで行わない
- ☐ どんな色で塗ってあっても、それがその生徒の目で「見たままに描いたもの」であることを理解する

**体育の授業**
- ☐ 赤と緑の体育帽やゼッケンは見分けがつかない生徒がいることを意識する（赤・青・黄・白や緑・青・黄の組み合わせなら大丈夫）

**実習・実験**
- ☐ 標本などの違いを、色だけでなく明るさ、濃淡、形、質感などの違いでも説明する

# 4-19. CUDOとは

　特定非営利活動法人カラーユニバーサルデザイン機構／Color Universal Design Organization（略称CUDO）は、色彩に関するユニバーサルデザインを必要とする社会の求めに応じて設立されたNPO（特定非営利活動法人）です。印刷物や製品などに使用されている色づかいが、多様な色覚型に対応することを願って活動しています。

　P型やD型などの色覚型は、親から受け継いだ遺伝子で決まります。どれが正しいというものがありませんし、自分の血液型をO型からA型に変えるのが無理なのと同様、現代の科学技術ではP型やD型をC型にすることは不可能です。従って、もし色弱者に見分けにくい配色が製品や施設に使われていた場合、利用者の側がそれに対応する手だてはほとんどありません。

　しかし日本では、色盲や色弱の人が進学や就職の際に差別を受けたり、遺伝に関連するために結婚の際にも差別を受けたりする例が多かったため、色弱者はたとえ色の見分けにくさに不便を感じることがあっても、それをクレームとして指摘するのでなく、自分にも見分けられるふりをしたり、不便を我慢して容認したりする傾向がありました。これが、カラーユニバーサルデザインの重要性が最近まで全く認知されていなかった理由の1つです。

　生物学の研究者で自らもP型色覚である国立基礎生物学研究所（当時）の伊藤啓と国立遺伝学研究所（当時）の岡部正隆は2001年の夏から、主に科学者向けに色覚バリアフリー／カラーユニバーサルデザインへの配慮を啓発する活動を行なってきました。その動きは科学界の外へも広がり、色彩学者、デザイナー、色弱者団体の関係者らがこの活動に賛同して、具体的にどのようなデザインが見分けにくいのか、そのデザインをどう変えれば見分けやすくなるのかといった相談を依頼される企業、自治体、団体等に対して、科学的で実用的な助言を行ってきました。

　こうした活動が幸いにして幅広い理解を得て発展してきたことにともない、私的なグループではなく公的な組織として更なる発展をはかる必要性が生じてきました。そこで2004年6月に東京都に特定非営利活動法人（NPO）の申請を行ない、同年10月1日に認可を得て、10月8日にNPO法人カラーユニバーサルデザイン機構（CUDO）を設立しました。

　以後、公益法人として、色覚・CUDについての研究・発表・啓発、依頼を受けてのCUD調査・コンサルティング・検証作業などを行っています。

# 4-20. CUDリンク

◆団体・組織

■ NPO法人 カラーユニバーサルデザイン機構
http://www.cudo.jp/

■ NPO法人 北海道カラーユニバーサルデザイン機構
http://www.color.or.jp/

◆CUD関連ツール(順不同)

■アドビイラストレータ・フォトショップCS4■
アドビシステムズ 株式会社
世界で最も標準的に使用されているデザインシステム。CS4からIllustratorとPhotoshopの2製品にCUDOとそのメンバーが技術協力したCUD校正ツールを世界中で標準的に装備しました。CUDOのCUD支援ツールとして認定されています。
http://www.adobe.co.jp/

■ Color Finder for Universal Design ~ CFUD ~ ■
東洋インキ製造 株式会社
デザイン上、複数の色を使いたい場合に、なるべく混同しない色を選び出すソフトウエアです。実際に印刷時に使用されるインキ色をイメージして、あるいは色見本帳でそれを確認しながら配色することができ、画面上での配色が印刷時にズレてしまうことを防げます。また、このプログラムは無料で提供されています。CUDOのCUD支援ツールとして認定されています。
http://www.toyoink.co.jp/

■ UDingシミュレーター■東洋インキ製造 株式会社
デザインに使用したい画像、または自分がデザインした画像に使われている色がどのように見られている可能性があるか確認できます。混同するおそれの高い部分を探索し表示する機能で問題がないかチェックし、問題がある場合はその部分の色を修正します。修正した画像は保存できます。画像の色づかいをチェックし、修正し、再度チェックする、という作業をこのプログラムは1回画像を取り込むだけで行えるので、色づかいを修正するたびごとにシミュレーションソフトに画像を取り込む作業がはぶけます。色によって何か情報を伝えるような画像、例えば図表やグラフなどをチェックすると良いでしょう。このプログラムは無料で提供されています。CUDOのCUD支援ツールとして認定されています。
http://www.toyoink.co.jp/

■ PlugX-カラーUDパレット■株式会社 地理情報開発
ADOBE Illustrator用プラグイン
Illustrator上で作成したアートワークに対して、P型・D型・T型の3つの色覚パターンの見え方をIllustrator上でシミュレーションできます。また、配置された画像(PSD/Tiffなど)を含んだアートワークもシミュレーション可能です。(※リンク配置したEPS画像はシミュレーションできません)
ver. 7/9/10/CS/CS2対応 Windows版/Mac版
CUDOのCUD支援ツールとして認定されています。
http://www.chiri.com/

■色覚シミュレーションモニター■株式会社 ナナオ
高い表示性能を持つ液晶モニターとCUDチェックソフトウェアの組み合わせで、色弱者の色の見え方をCUDチェック表示することができます。ハードウェアによる変換であるため、ほとんどリアルタイムに画像変換が可能です。Mac/Win対応。CUDOのCUD支援ツールとして認定されています。
http://www.eizo.co.jp/

■バリアントール■ 伊藤光学工業 株式会社
色弱模擬フィルタ「バリアントール」は、色弱者の色の見分けにくさを一般色覚者が疑似体験できる、世界初のメガネ型特殊フィルタです。パソコン等を使う従来のシミュレーションとは違い、手軽に簡単に誰でも疑似体験ができるという特徴があります。CUDOのCUD支援ツールとして認定されています。
http://www.variantor.com/jp/

◆その他のツール

■ VisCheck J ■ vischeck.com
画像解析ソフトウエア「Image」とプラグインファイル「Vischeck」を組み合わせることにより、色弱シミュレーション画像を作成することができます。この2つのプログラムはjava言語で書かれているため、Windows、Macintosh、Linux、いずれのパソコン環境でも使用することができます。またこの2つのプログラムは無料で提供されています。
http://www.vischeck.com/

■カラードクター■富士通 株式会社
ディスプレイ上の表示内容をグレースケールや各色覚特性に応じてシミュレート表示するソフトウェア。
http://jp.fujitsu.com/

■カラー・コントラスト・アナライザー■インフォアクシア
背景色と前景色の組み合わせが十分なコントラストを確保しているかをチェックするツール。
http://www.infoaxia.com/tools/cca/

■ aDesigner ■ IBM
視覚障害者や高齢者にもアクセスしやすく使いやすいウェブページを作れるように、ウェブページ制作者を支援するツール。
http://www.research.ibm.com/

◆このほかにも多数のシミュレーションがあります

■ CUD対応した製品は毎日のように増加しています。新しい情報はCUDOのHPで確認する事ができます。
http://www.cudo.jp/

# 4-21. CUDOの事業内容

NPO法人カラーユニバーサルデザイン機構（CUDO）は、公共物・公共的刊行物・展示・案内表示・家電製品・電子機器等が、多様な色覚を持った人々に配慮されずに色彩設計されたために生ずる問題について設計する側の意識を喚起し、社会の色彩環境が多様な色覚を持つ一般市民にとっても、より配慮されたものに改善されてゆくことを主旨とし、右記の7つの事業をおこなうことにより「人にやさしい社会づくり」という公共の利益に貢献する目的をもって設立されました。

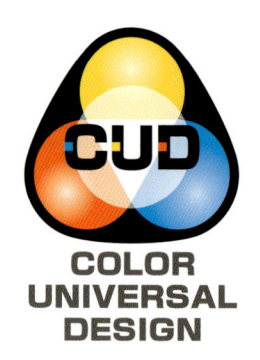

**カラーユニバーサルデザインに関する7つの事業**
1. 調査研究事業
2. 普及啓発事業
3. 資料提供事業
4. 相談助言事業
5. モニター検証事業
6. マーク発行事業
7. その他の事業

### CUD認証とは

上記のモニター検証事業の際には、眼科の精密検診を受けた4タイプの色弱者にモニターとして登録していただき、製品や施設の色づかいが4タイプと一般色覚型にとって平等に情報伝達されているかどうかを依頼者を含めてチェックします。4タイプのいずれかの色覚に対して見分けにくい色づかいがあった場合は、1：用いられている色調を微妙に変えることで、4タイプの色弱者及び一般の人のすべてにとってなるべく見分けやすい配色になるよう、どの色をどの方向に変えればいいかを助言する。2：さらに、色に頼らなくても情報が識別できるようなデザインを提案するという作業を行います。検証の結果カラーユニバーサルデザインの基準を満足していると認められた場合、認証印としてカラーユニバーサルデザインマーク（CUDマーク：左図）の使用を許諾します。検証には実費がかかりますが、マークの使用料金は現在いただいておりません。

### CUDマークについて

三角形の角を取った、柔らかさを感じるおむすび型の黒の背景に、赤・青・黄の3原色の球が重なり合って、様々な展開を感じさせるイメージを表現しています。マークに使われている赤・青・黄・白・黒の5色は色弱者にも見分けやすいよう特別に配慮された色調になっており、マーク自身がカラーユニバーサルデザインの見本になっています。

本書もCUD検証に合格していますので、カバーにCUDマークが表示されています。

▲CUDマーク（NPO法人カラーユニバーサルデザイン機構）

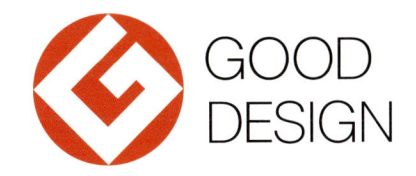

## 2008年　グッドデザイン賞　受賞

　2008年10月8日、NPO法人カラーユニバーサルデザイン機構（理事長：武者廣平　略称：CUDO）は、その活動が優れたデザイン活動であると評価され、財団法人日本産業デザイン振興会が主催する「2008年度グッドデザイン賞」（Gマーク）を受賞いたしました。

　CUDOの活動は「色覚の多様性に基軸を置いた視覚情報伝達デザイン」に関する公益活動ですが、今回の受賞は同賞の「新領域－先駆的実験的なデザイン活動」分野におけるもので「1.社会生活全般において有効性が高い点、2.世界標準になる可能性がある点、3.商品価値の上がる点、さらに、新たな観点からの色覚デザイン研究が誘引される期待。」(抜粋)というもので、活動がこのように評価されることは、スタッフ一同にとって、とても喜ばしいことでした。

　CUDOの活動は、今はまだそれほど知られているとは言えないでしょう。しかし色弱者もそうでない人も、お互いの感覚を理解し合ってゆける世界はすぐそこまで来ているように思えます。やらなければならないことが山積みになっていますが、少しずつでも、私たちの力が続く限り、世の中を変えて行きたいと思います。グッドデザイン賞受賞がその支えになればと思います。

　※「グッドデザイン賞」(Gマーク)は、1957年に旧・通商産業省が創設した「グッドデザイン選定制度」を継承し、1998年より財団法人日本産業デザイン振興会が主催する日本で唯一の総合的なデザイン評価・推奨の運動で、世界でも有数の歴史と実施規模を誇るデザイン賞です。生活と産業のクオリティの向上に貢献するデザインを身の回りのさまざまな分野から見出し、これまでの半世紀以上で32,000件以上ものグッドデザイン賞として顕彰しています。(グッドデザイン賞HPより抜粋)

# Postscript

　何年か前に、インターネット上の掲示板で、「彼氏が色弱者なので子供をあきらめようと思う」という女性が書き込みをしていた。それを読んだ私は、自分が殺されるような気がした。私は、「色弱者に責任があるのではなく、色弱者に配慮してない現在の社会の側に問題があるのだから、大丈夫ですよ。お子さんが大人になる頃までに世の中を変えておいてあげるから！」と大見得を切って返事を書いた。書いているうちになんだか涙が出てきた。どうしてこんな社会になってしまったんだろう。「変えてあげる」なんて約束して大丈夫だろうか、無責任じゃないのだろうかと思いながら、投稿送信ボタンをクリックした。

　そんな頃、デザイナーの神崎氏に25年ぶりに会ってカラーユニバーサルデザインについて話をした。当時はCUDO（NPO法人カラーユニバーサルデザイン機構）もまだ立ち上げたばかりの頃で、長年デザイン関係の仕事をしている彼に、CUD（カラーユニバーサルデザイン）について技術的なアドバイスをしてほしかったのだ。

　最初は色弱者の話や色の見え方の話をしていたのだが、神崎氏にはあまり興味を持ってもらえなかったように思う。ところが、たまたま持っていたCUDOのプレゼン資料のカラープリントを机に出したところ、彼の目の色が変わった。「これってどういうこと？」それから2人は何時間も、このカラープリント150枚を前に話し込んだ。神崎氏は長い沈黙の後「いやー、全く知らなかった。これはすごいね。ほとんどのデザイナーは、『人は自分と同じ色で世界を見ている』と思い込んでいる。そのことに疑問を感じていない。しかしここまで違うとは想像もしていなかったよ！」と興奮して語った。

　「それで、これからどうするの？」

　黙っていたのではいつまでも変わらないだろう。気づいてもらう事も大事だ。セミナーに来てもらえる人数は限られている。それなら本にしよう。セミナーに来た人たちにも必要なのではないだろうか。それから何度も原稿を書き直したり、写真を撮ったりした。カラフルなものや、色づかいがされているものを見つけるたびに写真を撮ったり話を聞いたりした。CUDOへの依頼も少しずつ増えてきて、CUDOの活動自体も徐々にではあるが社会に認知されるようになり、紹介記事が雑誌や新聞に載ることも増えてきた。

　CUDOの活動は多様な色覚に配慮した社会を作ろうというものだが、活動を始めるにあたり、他の仕事をしながらボランティアでできるものかどうかを考えた。当初は年間数件のコンサルティングであったが、本気で社会を変えて行こうというなら、そしてCUDOと共に理想を追求していただける皆様の要求にすぐに応えるためには、CUDOの専従職員が必要だと思った。

　その頃、私はサラリーマンをしていたが、あまり自由時間も無い中で、CUDOの活動を支援し、色弱者はまず合格しないだろうと言われた東京商工会のカラーコーディネータ試験やAFTの色彩検定の勉強をしていた。

　私には結論を出さなくてはいけない時期が近づいていた。2008年1月31日の夜、「もうサラリーマンをやめたい」と思いながら家に戻ると1級カラーコーディネータの合格通知が届いていた。これを「天の声」だとした。次の日私は会社に辞表を出し、しばらくして独立した。以後はCUDOの活動に専念している。視覚情報に関するセミナー、発表、時にはCUD検証作業やコンサルティング。そんな時間の合間を縫って本書は少しずつ書かれたものである。

　杉並区にCUDO事務局分室を構え、簡単な計測器や実績資料、書籍などを準備し、無料のCUD検証説明会なども始めた。2008年10月には、日本から世界のデザイン界に向けて新しいデザインの提唱をしたことが評価され、グッドデザイン賞を受賞した。同年12月にはアド

ビシステムズ株式会社の世界的なデザインツールであるPhotoshopとIllustratorにCUDOが開発協力したCUD校正機能が世界同時に標準装備された。JIS（日本工業規格）X-8341-5などでは、情報機器には色弱者への配慮が必要だと定められ、国交省の新バリアフリー法でも同様に配慮が必要とされた。全国の自治体はCUDマニュアルを発行し、広報物や施設への対応をガイドライン化している。

2009年、数多くの大手企業がCSR報告書や環境報告書、株主報告書などでCUD対応を始めた。大手保険会社では1千万人以上の契約者に発行する契約書などをCUD化し、CUDマーク入りの封筒を契約者の方々に郵送した。すでに日本の人口を超えるCUDマークが発行されたかもしれない。そして、2009年以降はより多くの製品をCUD化するためのCUDマネジメントシステムを整備し、心あるデザイナーさんたちによって世界中のあらゆるものをCUD化できないものかと考えている。

色弱者が全く差別されない世の中を作る。世界中のお母さん達が誰ひとりとして泣かなくて良い社会は、もうすぐ来るだろう。そしてその動きは日本から始まる。

あの日、掲示板に書き込んだ言葉を思い出した。
「お子さんが大人になる頃までに世の中を変えておいてあげるから！」
これからまだ10年くらい大丈夫ですか？
それだけ時間があったらきっと変わるよ！

人がみな違う夢や理想を持っているように、見ている色も違うものだ。色弱者であれ、一般色覚者と呼ばれてきた者であれ、私たちは自分以外の人にとって世界がどんな色に見えているのかを知らなければならないだろう。そのためには、まずお互いを理解しあうことが必要不可欠だ。この本がその一助となることを願ってやまない。また、そうなることを信じている。

CUDOを支えてくれている、個人・企業・各種団体の皆様。私につながる色覚の遺伝子を伝えてくれた父と母、ご先祖様に家族。ずっと待っていてくれたamaty inc. 神崎夢現氏、ハート出版 是安宏昭氏、イラストを描いてくれた内山弘隆氏、いろいろ手伝ってくれた古賀あかねさん、矢島さらさん。そして、CUDOのメンバーの方々。飲みに行こうと誘ってもらっても、何年も「いま原稿かかえててさ」とお断りした皆様。皆様に感謝します。

伊賀公一 @CUDO事務局

---

この本を読み終えたら下記のホームページをご覧下さい。本書の購入者のためのサイトです。今後このサイトを使って様々な企画を考えています。本書に掲載できなかったものや、日々更新される情報を提供させていただきます。

［カラーユニバーサルデザイン機構］
http://www.cudo.jp/CUD/

**NPO法人・カラーユニバーサルデザイン機構**
[CUDO = Color Universal Design Organization]

デザイナー・色彩学者・医学者・工学者・カラーコーディネータと、多くの色弱の検証者ならびに企業賛助会員で構成されているNPO法人。公共物や機器等の色彩設計をする個人や団体に対し、設計する側の意識を喚起し、結果として実社会の色彩環境が、色弱者のみならず多様な色覚を持つ一般市民にとっても、より配慮されたものに改善されてゆくことを趣意として2004年に設立、東京都に認定された。色彩に関する各種コンサルティング、開発時のアドバイス、セミナーなどの講演活動、モニター制度によるデザインの検証、認証マークの発行、などを行っている。提携先として、数多くの一部上場企業と契約している。
http://www.cudo.jp/

## Color Universal Design
カラーユニバーサルデザイン

平成21年　4月29日　　第1刷発行

著者　　　　カラーユニバーサルデザイン機構
企画編集　　神崎夢現 [amaty inc.]
発行者　　　日高裕明
発行　　　　株式会社 ハート出版
　　　　　　〒171-0014 東京都豊島区池袋3-9-23
　　　　　　TEL：03-3590-6077　FAX：03-3590-6078
　　　　　　ハート出版ホームページ　http://www.810.co.jp

編集協力　　　古賀あかね・矢島さら
装幀＋本文デザイン　神崎夢現 [amaty inc.]
挿画　　　　　内山弘隆
組版制作　　　小石和男

乱丁、落丁はお取り替えします。
その他お気づきの点がございましたら、お知らせください。

©2009 Color Universal Design Organization
Printed in Japan　ISBN978-4-89295-565-5
印刷・製本 中央精版印刷株式会社